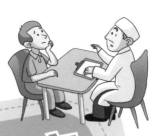

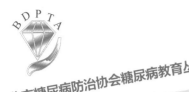

北京糖尿病防治协会糖尿病教育丛书

2型糖尿病
患者自我管理
一本通

北京糖尿病防治协会　组织编写

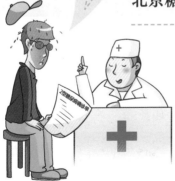

U0294921

人民卫生出版社

图书在版编目（CIP）数据

2型糖尿病患者自我管理一本通/北京糖尿病防治协会组织编写.—北京：人民卫生出版社，2015
ISBN 978-7-117-20639-6

Ⅰ.①2…　Ⅱ.①北…　Ⅲ.①糖尿病－基本知识
Ⅳ.①R587.1

中国版本图书馆CIP数据核字（2015）第093893号

| 人卫社官网 | www.pmph.com | 出版物查询，在线购书 |
| 人卫医学网 | www.ipmph.com | 医学考试辅导，医学数据库服务，医学教育资源，大众健康资讯 |

2型糖尿病患者自我管理一本通

组织编写：北京糖尿病防治协会
出版发行：人民卫生出版社（中继线010-59780011）
地　　址：北京市朝阳区潘家园南里19号
邮　　编：100021
E - mail：pmph @ pmph.com
购书热线：010-59787592　010-59787584　010-65264830
印　　刷：北京铭成印刷有限公司
经　　销：新华书店
开　　本：889×1194　1/32　　印张：8
字　　数：173千字
版　　次：2015年6月第1版　　2015年6月第1版第1次印刷
标准书号：ISBN 978-7-117-20639-6/R·20640
定　　价：35.00元
打击盗版举报电话：010-59787491　E-mail：WQ @ pmph.com
（凡属印装质量问题请与本社市场营销中心联系退换）

编写委员会

3

　　近年来,糖尿病的患病率在全球范围内呈急剧上升趋势。国际糖尿病联盟(International Diabetes Federation, IDF)2014年发布的最新数据显示,2013年全球约有3.82亿糖尿病患者,预计到2035年,糖尿病患者将增加55%,患病人数将达到5.92亿。流行病学调查数据显示,我国20岁以上成年人糖尿病患病率为9.7%,患病人数约为9240万,而糖尿病前期的比例为15.5%,相当于每4个成年人中就有1人有血糖代谢问题,我国已经成为全球糖尿病患者人数最多的国家。

　　糖尿病患者中有95%患的是2型糖尿病。众所周知,2型糖尿病是一种慢性终身疾病,如果糖尿病所导致的慢性代谢紊乱不能得到长期有效的控制,就会导致多种慢性并发症的发生,给患者个人、家庭,乃至国家造成沉重的负担。

　　让人更为担忧的是,我国糖尿病的控制状况并不乐观。目前我国2型糖尿病患者的血糖达标率仅为1/3,而血糖、血脂、血压同时达标的综合达标率仅为5.6%,60%~90%的患者合并不同程度的并发症。据保守统计,我国每年花在糖尿病治疗上的费用达到2000亿元人民币,其中有80%

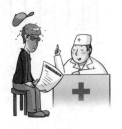

用于糖尿病相关并发症的治疗。因此,对糖尿病患者实施有效的管理,保证血糖、血脂、血压等综合达标,降低并发症的发生率迫在眉睫。

对于糖尿病患者来说,医生的指导必不可少,但自我管理却是重中之重。有统计资料显示,糖尿病患者1年中仅有6小时能与医生进行面对面的沟通,余下的8760小时必须独立应对糖尿病。可见,糖尿病患者1年中8760小时良好的自我管理,对促进各项指标达标,提高生活质量有着重大意义。

国内多项调查显示,与未进行自我管理的患者相比,糖尿病患者实施规范自我管理6~12个月,血糖指标、健康状况明显改善。鉴于我国当前糖尿病患者基数大,管理不够系统化等现状,这一工作的开展刻不容缓。

为了帮助糖尿病患者更好地实施自我管理,2013年8月,美国百时美施贵宝基金会携手北京糖尿病防治协会开展了"8760h健康行动"——中国2型糖尿病自我管理教育及支持项目。该项目改变传统的单纯糖尿病知识教育方式,通过患者技能培训和改善生活质量培训,提高患者的疾病自

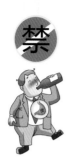

我管理技能,预防、控制并发症的发生。

　　该项目为期 2 年,是美国百时美施贵宝基金会自 2012 年以来在中国开展的第三个糖尿病患者关爱项目,由北京糖尿病防治协会结合多年患者教育经验策划并实施。项目从北京 5 万名 2 型糖尿病患者中筛选并培训了 500 名患者领袖,然后由这 500 名患者领袖管理 5000 名患者(每个领袖管理 10 名患者),再由这 5000 名患者借助新闻媒体及社区管理平台,向 50 000 名糖尿病患者以及至少 50 000 名患者家属进行宣传、服务、管理(每人辐射 10 名),最终完成了 10 万人的长效宣传及管理,为北京 150 万名糖尿病患者管理提供样板。

　　理想的书籍是智慧的钥匙,为了能在项目结束后继续指导糖尿病患者实施自我管理,我们总结了行医多年所学的知识和积累的临床实践经验,编写了这本《2 型糖尿病患者自我管理一本通》。作为该项目的教育工具之一,本书着重强调自我管理,从患者自身可能遇到的困难出发,针对每个困难展开,阐述糖尿病患者应掌握的自我管理知识,做到有的放矢。全书共分 10 章,分别为心理调整、认识糖尿病、就

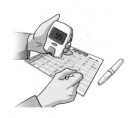

医指导、健康饮食、科学运动、规律监测、科学用药、并发症防治、快乐生活和特殊情况，突出全面综合自我管理的概念。

《2 型糖尿病患者自我管理一本通》适用于所有 2 型糖尿病患者、家属及糖尿病高危人群，也可作为从事糖尿病健康教育的基层卫生保健人员的参考用书。我们衷心希望本书能帮助 2 型糖尿病患者提高自我管理能力，最终战胜糖尿病。

本书的编写历时一年半，编写期间得到了北京糖尿病防治协会诸多专家、理事和同事们的帮助，出版过程中得到了美国百时美施贵宝基金会的支持。在此谨向这些与我们一起致力于更好地防治糖尿病、战胜糖尿病的协会、企业和个人致以衷心地感谢！

北京糖尿病防治协会理事长　陈伟
2015 年 5 月于北京

目 录

目 录

目 录

目 录

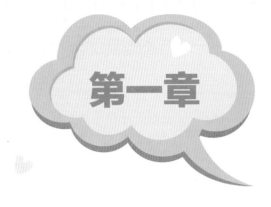

第一章

心理调整

在一次单位例行体检中我被查出了高血糖。起初我还有点不相信,于是就去医院复查,结果医生给我确诊了2型糖尿病。我的体形有些偏胖,而且饮食和生活习惯也不规律。早有朋友提醒我要注意,但一直没有重视,认为"自己身体好好的,糖尿病离得还很远"。现在确诊了2型糖尿病,这对我来说真是个天大的打击。我知道得了糖尿病之后非常麻烦,在饮食上要限制这、限制那,每天都要服用降糖药,严重了还要打胰岛素,频繁地监测血糖,感觉下半辈子的生活没指望了。我的心情很糟糕……

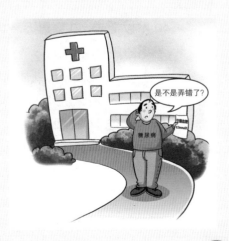

可能遇到的困难或问题

★ 我怎么会得了糖尿病呢？

★ 我接受不了得糖尿病这个事实。

★ 如何调整我的坏情绪？

★ 我对生活失去了信心。

★ 我不停寻找治愈糖尿病的偏方。

★ 我该如何告诉我的朋友和同事？

★ 我该如何寻求亲友的帮助？

应该掌握的知识和技巧

一、哪些人容易患糖尿病

糖尿病是一种遗传因素和环境因素长期共同作用所导致的慢性、全身性、代谢性疾病。研究发现，以下人群容易患糖尿病：

★ 40岁以上者：40岁以上者是糖尿病的高危人群，年龄越大，患病的风险就越高。

★ 有糖尿病家族史者：糖尿病的遗传因素是导致糖尿病的重要原因。一般来讲，2型糖尿病患者的子女更容易得糖尿病，特别是父母都患糖尿病者。

★ 肥胖者：肥胖是2型糖尿病主要的危险因素之一，80%的糖尿病患者在诊断时伴有肥胖。体重每增加1千克，患糖尿病的危险就增加5%。

★ 曾经有过高血糖或尿糖呈阳性者：有这种情况的人

要定期查血糖、尿糖，若发现不正常，要及时采取措施。

★ 分娩巨大儿或有妊娠期糖尿病史的妇女：如果分娩的婴儿为巨大儿（出生体重 >4 千克），母亲患糖尿病的风险会增加。生过巨大儿的妇女即使现在血糖是正常的，仍需特别小心。在妊娠期间发生过高血糖的妇女今后发生糖尿病的风险明显增高。

★ 出生时低体重者（<2 千克）：研究显示，出生时体重特别小的孩子，长大以后得代谢综合征、糖尿病、冠心病、高血压的概率较高。

> 以上是糖尿病的高危人群，您属于高危人群吗？

另外，有高血压、血脂紊乱、动脉粥样硬化性心脏病、高尿酸、尿微量白蛋白增高、脂肪肝、高胰岛素血症、一过性类固醇糖尿病病史、多囊卵巢综合征，长期接受抗精神病药物和（或）抗抑郁药物治疗，以及有久坐生活方式的人易患糖尿病。

因此，以上人群应该尤其注意预防糖尿病。

二、 接受患病的事实

患病之初，患者往往会经历否认责备阶段、愤怒阶段、讨价还价阶段、沮丧抑郁阶段，最后才是接受阶段。这些都是正常的心理变化，通过有效的心理疏导是可以渡过难关的。

★ 向心理医生寻求帮助，心理医生可以提供正确的心理疏导。

★ 和病友多交流,学学他们是怎样度过患病最初阶段的。

★ 多和自己的家人沟通,通过家人的鼓励,顺利度过此阶段。

接受糖尿病的诊断可能非常残酷,但是尽早接受现实却是与糖尿病斗争的第一步。接受现实,有利于战胜糖尿病。虽然糖尿病是一种严重的疾病,目前尚不能治愈,但可以控制!

俗话说"万事开头难"。必须记住:接受患病的现实是每一位糖尿病患者的必经阶段,是治疗糖尿病的前提。正确面对现实可以让患者抛开所有毫无意义的借口、责备和愤怒,不再浪费精力去寻找"医学上的错误"或者"神奇的治法"。

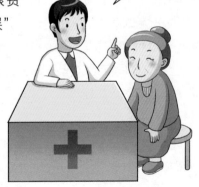

勇敢地接受糖尿病,您的生活同样会充满活力!

一旦能坦然面对现实,患者就会开始学习如何控制糖尿病。随着血糖的控制,患者将拥有更健康、更充满活力的生活!

三、学会调整坏情绪

心态对糖尿病患者来说很重要。情绪稳定有利于血糖的控制,而焦虑、恐惧、悲伤、抑郁、暴怒等坏情绪会导致心理紧张,引起交感神经高度紧张和兴奋,机体为应付外来的刺激,必须迅速做出反应。一方面,在大脑的调控下,儿茶酚胺释放量增多,肾上腺分泌出比正常情况下更多的肾上腺素。在激素分泌过多时,肝中的糖原即转变成葡萄糖释放到血液中,以提高血中葡萄糖浓度。另一方面,为保证在应急时对能量的需要,机体会抑制胰岛素的分泌,这无疑会使血糖进一步升高。

调整情绪的方法有很多,下面介绍几种缓解心理压力的小窍门:

★ 深呼吸:在安静的环境下,采取最舒适的姿势,放松身体,微闭双眼,先深深吸一口气(最好采取腹式呼吸),然后尽量把气体全部吐出,反复做几次。

★ 体育锻炼:可做一些快走、慢跑等体力活动。锻炼不仅有助于稳定情绪,还能降低血糖,对缓解压力也很有好处。

★ 音乐疗法:使内心平静,放松情绪。

★ 转移注意力:做一些自己喜欢的事,以焕发活力。

此外,还可以通过医院组织的科普大课堂、糖尿病社交网站认识一些病友,与他们多交流管理糖尿病的经验和心得,培养良好的兴趣和爱好,让确诊糖尿病成为告别不良生活习惯、走向健康生活的开始! 要知道,健康的心理有助于血糖的控制。

附:抑郁症自我诊断表

美国心理治疗专家、宾夕法尼亚大学的 David D. Burns 博士设计出一套抑郁症的自我诊断表,可以帮助快速诊断是否存在抑郁症。

请在下面符合情绪的项目上打分:没有,0分;轻度,1分;中度,2分;严重,3分。

项目	得分
1. 悲伤:你是否一直感到伤心或悲哀?	
2. 泄气:你是否感到前景渺茫?	
3. 缺乏自尊:你是否觉得自己没有价值或自以为是一个失败者?	
4. 自卑:你是否觉得力不从心或自叹比不上别人?	
5. 内疚:你是否对任何事都自责?	
6. 犹豫:你是否在做决定时犹豫不决?	
7. 焦躁不安:这段时间你是否一直处于愤怒和不满状态?	
8. 对生活丧失兴趣:你对事业、家庭、爱好或朋友是否丧失了兴趣?	
9. 丧失动机:你是否感到一蹶不振,做事情毫无动力?	
10. 自我印象可怜:你是否以为自己已衰老或失去魅力?	
11. 食欲变化:你是否感到食欲不振或情不自禁地暴饮暴食?	
12. 睡眠变化:你是否患有失眠症或整天感到体力不支、昏昏欲睡?	
13. 丧失性欲:你是否丧失了对性的兴趣?	
14. 臆想症:你是否经常担心自己的健康?	
15. 自杀冲动:你是否认为生存没有价值或生不如死?	

注:0~4分,没有抑郁症;5~10分,偶尔有抑郁情绪;11~20分,有轻度抑郁;21~30分,有中度抑郁;31~45分,有严重抑郁。若有中度或严重抑郁,要立即到心理专科诊治

四、保持对生活的信心

糖尿病是一种终身疾病,需要终身治疗,同时需要调整

不健康的生活方式。很多患者对患病后的生活失去了信心。来听听一个患者真实的故事:2007 年,一位 96 岁的美国糖尿病老人成功地控制血糖超过 70 年。他告诉别人:"能活到今天,是因为我算得多,我坚持 70 年每天、每餐都计算应该摄入的热量,计算我应该走多少步,70 年来我攒下的记录超过 2 吨重,如果每个患者和我做的一样,你们也能活过96 岁。"

请相信:患了糖尿病不要怕,只要血糖控制得好,可以和正常人一样快乐地生活。

五、了解科学治疗糖尿病的方法

刚刚确诊糖尿病的患者往往存在侥幸心理,常听信街边小广告和不正规医院的错误诱导,认为服用某某祖传偏方就可以根治糖尿病,就可以大吃大喝了。这样的患者没有接受正规的治疗,不仅浪费了金钱,而且耽误了治疗。

限于目前医学水平,糖尿病仍是一种伴随终身的慢性疾病,对糖尿病的治疗管理将伴随患者一生。但是,提高自我管理水平,掌握疾病规律,实施有效的管理,患者才可能像正常人一样生活,享受生命。这就需要患者学习更多的医学知识、了解糖尿病的自然病程,知道自己现在处在什么阶段,有没有并发症及程度如何,清楚目前的血糖、血脂、血压水平,体重和腰围是多少,做到心中有数;还要掌握一些最基础的营养学知识,能自己计算每餐的进食量,不但总量不超过标准,而且食物种类丰富多样,色、香、味俱全;学会依据自己的病情适度运动;知道自己每天吃的是什么药,可能有哪些不良反应;学会应对低血糖的基本方法等。

糖尿病患者治疗和管理的核心目标是通过饮食控制、

适量运动、药物治疗、疾病监测和健康教育(也称"五驾马车")的方法,尽可能使血糖、血脂、血压、体重和腰围接近正常水平,防止出现并发症或因并发症而发生致残、致死性事件。这不但需要糖尿病医生的治疗技术,更需要患者一生的努力。

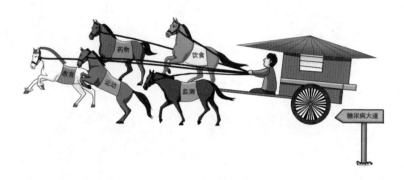

当然,管理好糖尿病是一门科学,更像一门艺术。特别是血糖控制,因人而异、因时而异,没有一种方法能适应所有的患者,要掌握其中的规律,需要患者日积月累地摸索和总结。

六、 有选择地告诉朋友和同事

在被诊断糖尿病的初期,患者可能难以从心理上接受这种新的生活方式,需要一段时间才能完全接受事实。但是,患者不可能生活在"真空"的环境中,在每天的生活、学习和工作中不可避免地要与人接触。那么,是否需要如实告诉亲朋好友、同事或领导呢?一般而言,有以下几种可能性:

第一种:如实告诉所有人

有人在被确诊糖尿病后,会非常坦率地告诉别人自己的情况。坦诚相待当然有很多好处。例如,与朋友共进晚餐时,在点菜或做菜时就能有所选择了,而且也能很自然地明白患者因为有糖尿病,而不能吃某些食物,而不是不喜欢他们的手艺。

第二种:不愿意告诉别人

如果患者一直是家里的"主心骨",现在突然患了糖尿病,并告诉家人实情,患者将面临家庭角色的转换,而这对于患者来说也是非常困难的。而且患者可能担心自己将成为家庭的负担,会给全家的生活带来不便,或者害怕婚姻关系受挫。或者患者会内疚、自责,担心自己的糖尿病会遗传给子女,内心十分苦闷。因此,他们常会选择隐瞒病情。

如果患者比较年轻,为了上学、求职,为了不受社会的鄙视,也可能会掩盖自己的病情。

第三种:是否告诉老板,由实际情况决定

是否告诉单位领导患糖尿病的实情,这远远比决定是否告诉家人和朋友还困难。患者可能会顾虑,告诉领导,是否会影响自己的"前途",失去原来的工作岗位? 因此,患者可以根据实际情况决定是否告诉领导。但是,如果患者从事危险器械的操作,而且正接受可能发生低血糖的治疗,那么,患者有必要如实告诉老板,以免造成不必要的伤害和损失。

决定是否告诉亲友、同事以及领导"自己患了糖尿病",就如同要患者接受"自己患了糖尿病"这一事实那样困难,要根据实际情况而定。

七、 学会寻求亲友的帮助

人一旦患病,情感会比较脆弱,内心渴望得到亲人和朋友的关心和体贴。而糖尿病是一种慢性病,需要长期治疗,这种综合治疗也非常需要亲友的帮助。那么,怎么向亲友寻求帮助呢?

1. 让亲友提供心理上的支持

与亲友多沟通和交流令人快乐和开心的事情,可以感受到生活的乐趣;将自己的不愉快和亲友讲,多让他们开导,有利于营造温暖的家庭生活氛围。

2. 让亲友提供治疗上的帮助

和家人一起学习糖尿病知识,让家人监督;让家人知道如何进行饮食治疗,也会得到家人在饮食方面的支持;让家人督促进行适当的运动,协助完成自我保健计划。

3. 让家人协助做病情监测

让家人协助完成血糖、血压的测量和记录;协助提醒定期复诊,发现病情异常及时提醒就医。

要时刻记住,把病情和不愉快的心情告诉亲友,他们会提供最大的帮助。

本章小结

患病之初,患者有怀疑、抵触、沮丧等不良情绪是正常的,但应该积极调整,勇敢地面对事实,了解科学治疗糖尿病的方法,寻求亲友的帮助,顺利度过患病初期。

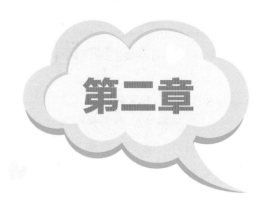

第二章

认识糖尿病

一直以为糖尿病离我很远，也不知道糖尿病到底是怎么回事儿，而且我自身感觉也没有任何症状，然而一张无情的化验单铁一般地证实了我的血糖情况。就这样，我稀里糊涂地被扣上了"糖尿病患者"的帽子。我要从哪些方面了解和认识糖尿病呢？

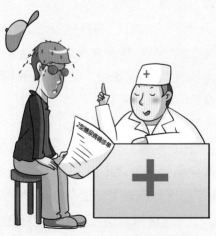

可能遇到的困难或问题

★ 什么是糖尿病?

★ 得了糖尿病会出现哪些症状?

★ 如何判断是否患有糖尿病?

★ 我患的是哪种类型的糖尿病?

★ 得了糖尿病就被判"死刑"了吗?

★ 为什么要学会自我管理?

★ 应该到哪里去学习糖尿病自我管理知识?

★ 糖尿病自我管理包含哪些内容?

★ 哪些行为是糖尿病自我管理行为?

应该掌握的知识和技巧

 一、糖尿病的概念

　　糖尿病以血浆葡萄糖水平增高为特征,是一种主要由于体内胰岛素分泌不足或作用障碍引起的糖、脂肪、蛋白质代谢紊乱的慢性、全身性、代谢性疾病。

　　胰岛素是人体内胰岛 β 细胞分泌的一种激素,也是人体内唯一可以降低血糖的激素。所以,当胰岛素分泌不足或者不能发挥作用时就会引起糖尿病。

　　糖尿病是遗传因素和环境因素长期共同作用所导致的。环境因素包括生活方式不健康、高脂高糖饮食、缺乏运动、性格问题等。遗传因素虽然是糖尿病发病的重要因素,但并不是每一个带有糖尿病遗传基因的人都会得糖尿病,所

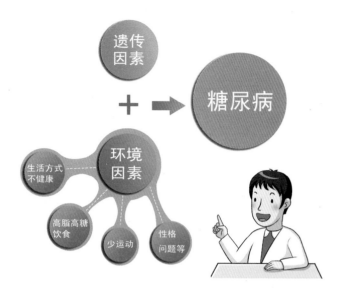

以不能抱着得不得糖尿病听天由命的态度,而要重视环境因素的影响。

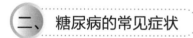

二、 糖尿病的常见症状

典型的糖尿病症状就是我们常说起的"三多一少",即多饮、多尿、多食和不明原因的体重下降。

然而,有很多糖尿病患者(尤其是 2 型糖尿病患者)没有任何糖尿病典型症状,或者只有一些不容易引起注意的不舒服,平时也不会监测血糖,根本不会往患上糖尿病这方面考虑,其实自己早已身处高血糖的威胁之中,还浑然不知。随着糖尿病病情的发展,他们会慢慢出现一些其他并发症。

这些一般不会引起注意的不舒服包括:①反复生疖长痛,皮肤损伤不易愈合;②皮肤瘙痒,尤其是女性外阴瘙痒或泌尿系感染;③不明原因的视力减退、视物模糊;④男性不明原因性功能减退、勃起功能障碍;⑤过早发生高血压、冠心病或脑卒中;⑥下肢麻木、烧灼感;⑦出现微量或者明显的蛋白尿。

三、糖尿病的分型及特点

根据发病原因的不同,糖尿病大致分 4 类,即 1 型糖尿病、2 型糖尿病、妊娠期糖尿病和特殊类型糖尿病。前三者为临床常见的类型。

1. 1 型糖尿病

1 型糖尿病也被称为胰岛素依赖性糖尿病或青年发病型糖尿病。顾名思义,该病好发于儿童及青少年,发病年龄通常小于 30 岁,患者需要终身注射胰岛素以维持生存。该病通常起病较急,患者体形消瘦,多食、多尿、多饮、体重减轻的"三多一少"症状明显,病情起伏比较大,不容易控制,易发生酮症酸中毒,严重时可以导致死亡。

2. 2 型糖尿病

2 型糖尿病也被称为非胰岛素依赖性糖尿病或成年发病型糖尿病。该病多发生在 40 岁以上成年人和老年人,患者大多肥胖,起病隐匿,很少伴有典型的"三多一少"症状,不少人是在体检或出现并发症时才被诊断的。如今,2 型糖尿病的发病年龄有年轻化趋势,不少年轻人,甚至儿童被诊断为 2 型糖尿病。2 型糖尿病主要是胰岛素相对不足和(或)机体对胰岛素反应性下降所导致的。目前,2 型糖尿病患者人数迅速增长,约占糖尿病患者的 90%。

3. 妊娠期糖尿病

妊娠期糖尿病是指患者在怀孕以前没有糖尿病,在妊娠期间发生糖尿病,往往在分娩后缓解。其中,大部分人恢复正常,但今后发生 2 型糖尿病的几率较无妊娠期糖尿病者会增加。少部分妊娠期糖尿病患者分娩后,糖尿病仍持续存在,甚至可能是 1 型糖尿病。因此,患有妊娠期糖尿病的妇女在妊娠结束后 6 周或更长一段时间后应该再次接受评估。

注意:妊娠期糖尿病与糖尿病妊娠是有区别的。糖尿病妊娠指妊娠之前就有糖尿病,即糖尿病合并妊娠。

4. 特殊类型糖尿病

特殊类型糖尿病是一类病因基本明确的糖尿病,相对比较少见,目前主要包括胰腺外分泌疾病、内分泌疾病、药物或化学物质诱导等引起的糖尿病。随着对糖尿病发病机制深入的研究,特殊类型糖尿病的种类会逐渐增加。

四、 糖尿病的诊断标准

正常人的血糖稳定在一个狭小范围内,空腹时血糖比较低,在 3.9~6.1 毫摩尔／升(mmol/L);进餐后会有所升高,一般在 4.4~7.8 毫摩尔／升(最高不超过 9.0 毫摩尔／升)。

那么,什么情况下可以诊断为糖尿病呢?

一般来说,如果患者有糖尿病症状(多饮、多尿、多食、不明原因的体重下降),同时表 1 中任意一项检测结果为阳性,即可诊断为糖尿病;如果患者没有糖尿病症状,表 1 中的一项检测结果偏高,则需要改天再次检测,如果检测结果相同,也可以确诊糖尿病。

表 1　糖尿病检查项目

检查项目	静脉血浆葡萄糖水平
随机血糖	≥11.1 毫摩尔／升
空腹血糖	≥7.0 毫摩尔／升
口服葡萄糖耐量试验 2 小时血糖	≥11.1 毫摩尔／升

注意：①随机血糖指一天内任意时间检测的血糖水平，不论上次进食时间和食物量；②空腹指的是至少 8 小时内未进食食物和水；③口服葡萄糖耐量试验（OGTT）是指把 75 克无水葡萄糖溶于水中口服，在服用糖水后 2 小时抽血检测血糖水平；④建议只要随机血糖或空腹血糖检测高于正常值，均应该进行 OGTT 检测

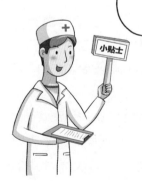

为什么要做糖耐量试验（OGTT）检测？当静脉空腹血糖 >7.0 毫摩尔／升时，可以诊断为糖尿病，而很多人空腹血糖没有升高或稍稍升高，还不足以诊断糖尿病，但此时，他们已经有了糖耐量异常。当静脉空腹血糖在 5.5~7.0 毫摩尔／升并有临床症状支持疑诊糖尿病时，就应该进一步做 OGTT 试验，检查餐后血糖是否正常，以便早期诊断糖尿病。

小贴士

五、糖尿病的特点

　　糖尿病虽然如同洪水猛兽般冲击着人类的健康，让很多糖尿病患者深受其害，但是，也不必惧怕它，不能轻易向它

低头。要充分了解它的特点,正确地认识糖尿病,才能做到"知己知彼、百战不殆"。

1. 糖尿病是一种常见病

在中国,成年糖尿病患者总数达 9240 万,患者群体庞大。与其郁闷抱怨自己为什么会"中糖尿病的彩票",不如早点接受事实,学习更多的糖尿病知识。

2. 糖尿病是一种终身疾病

限于目前医学水平,糖尿病是不可以根治的。所以,不要轻信街边"纯中药"、"祖传秘方"等根治糖尿病的小广告,要尽早去正规医院接受规范治疗。

3. 糖尿病是可以控制的疾病

糖尿病虽然不可以治愈,而且随着病程的进展有可能合并可怕的并发症,但是,糖尿病是可以控制的。若控制得好,患者可以和正常人一样快乐地生活。只要和医生积极配合,及时调整出适合自己的治疗方案,糖尿病就没那么可怕。

六、 糖尿病自我管理的好处

糖尿病自我管理指的是糖尿病患者按医嘱对自身病情进行日常护理和记录的过程。那么,这样一个过程会带来什么好处呢?

首先,糖尿病是一种终身疾病,随着病程的延长,病情会发生变化;其次,不同的患者差异性是很大的,需要进行个体化的自我管理;再次,血糖水平变化很快,仅在医院检测是无法全面反映血糖变化的。

糖尿病患者了解、掌握糖尿病自我管理知识和技能,学会自我管理,不仅可以防止自己病情的发展,预防更加麻烦的并发症,还可以了解自己的病情发展、血糖变化水平、不同影响因素带来的变化等,从而更好地配合医生,找出一套适合自己的"独家方案",得以完全控制糖尿病,进而降低花费,改善生活质量,和正常人一样拥有美好的生活。

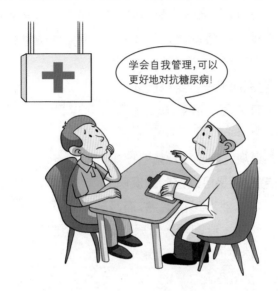

七、获取糖尿病自我管理知识的途径

一般,在综合医院的内分泌科或者糖尿病专科医院,患者可以获取糖尿病自我管理知识和技能。许多医院会定期开展糖尿病教育培训课题,安排接受过糖尿病教育专业培训的教育护士来给大家讲解糖尿病自我管理知识。患者也可以阅读关于糖尿病自我管理的书籍、报刊,浏览糖尿病专业网站,关注权威糖尿病教育机构的微博、微信等。

最理想、最完美的糖尿病管理是团队式管理,其主要成员一般包括:专科医生、糖尿病教育者(教育护士)、营养师、患者本人以及家属,必要时还可以增加眼科医生、心血管医生、肾病医生、血管外科医生、足病医生、产科医生和心理学医生等。其中,患者自己是最主要的核心力量。我们不可能要求这个团队一天24小时每一刻都围绕在身边,也不能把治疗糖尿病的期望完全寄托到别人身上,更重要的是自身的积极配合和努力。

八、糖尿病自我管理内容

糖尿病自我管理一般包括生活上的管理和医疗上的管理。

生活上的管理一般包括饮食、运动上的管理以及生活护理上的技巧等;医疗上的管理一般要注意平时血糖的监测情况以及学会正确、安全地用药。

美国糖尿病教育者协会(American Association of Diabetes Educators,AADE)推荐糖尿病患者应掌握的自我管理行为包括:健康的饮食习惯、保持运动、及时监测、正确服药、有解决问题的能力、"模仿"健康生活的能力、降低相关疾病风险。

九、糖尿病自我管理行为

在实施糖尿病教育管理行为时一般会分为5个步骤:评估、目标设定、做出计划、实现计划、评价和监测。

★ 评估:请糖尿病教育者为患者做全面的评估,内容包括健康和用药情况、营养情况、运动情况、过去的治疗情况、个人的学识背景、心理状况、个人生活习惯等。

★ 目标设定:这是糖尿病自我管理成功的关键环节。患者要根据自身的情况设定适合自己的目标。目标要可完成,不能是遥不可及的。

★ 做出计划:只有做出详细的实施计划,才能更好地实现目标。

★ 实现计划:此步骤最重要的是患者在糖尿病教育者的协助下坚持计划,不要"三天打鱼,两天晒网"。

★ 评价和监测:当计划完成后,患者请糖尿病教育者对自己的行为进行评价。如果能够顺利完成目标,不要忘记给自己一些小小的奖励,并且要时刻提醒并监督自己保持健康的自我管理行为。

本章小结

　　从糖尿病的概念以及症状、特点、类型和诊断标准各方面深入认识糖尿病;更要学习和掌握糖尿病自我管理的知识和技巧,真正做到"知己知彼,战糖尿病无不胜",让我们和健康人一样快乐地生活。

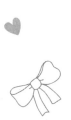

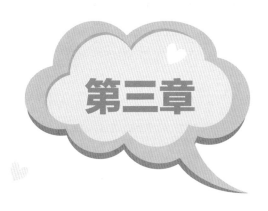

第三章

就医指导

我每次去医院看病时都很郁闷,去大医院看病,每次都要排很长时间的队,挂号、交费、化验、取药,没有不排队的,往往看医生的时间只有几分钟;而去社区医院吧,又担心医生的水平问题。并且每次去医院时,我的心里都没底,就怕医生问我这,问我那。我刚刚得上糖尿病,不知道就诊前应该做哪些准备……

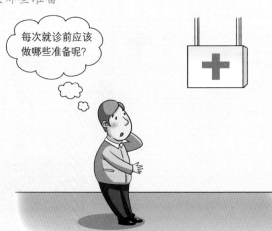

每次就诊前应该做哪些准备呢?

可能遇到的困难或问题

★ 去什么级别的医院看病比较好?

★ 挂专家号,还是普通号?

★ 确诊糖尿病时应该进行哪些正规的检查?

★ 每次就诊前要做哪些准备?

★ 随诊时要遵循哪些原则?

★ 常见的化验检查及控制目标是多少?

应该掌握的知识和技巧

一、根据病情选择就诊医院和医生的级别

选择去什么级别的医院看病要根据患者的病情而定。

★ 当刚刚确诊糖尿病或病情不稳定时,建议患者去有内分泌专科的"三甲"医院或糖尿病专科医院挂专家号看病。大医院的设备和药物相对比较全,患者可以做全面系统的检查,以确诊究竟有没有患糖尿病,属于哪种类型,有没有并发症,严重程度如何……最后,再由专家来制订一个个体化的治疗方案。此外,当遇到一些特殊情况,如高

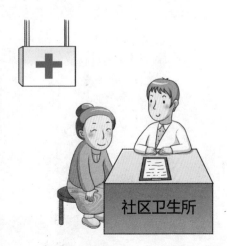

社区卫生所

热、严重感染、呕吐或在妊娠期间等,或出现危重症(如糖尿病酮症酸中毒)或是病情复杂、恶化时,也应挂专家号或请专家会诊。

★ 当患者病情稳定时,如果只是日常的复诊和取药,可以就近去社区医院,或者挂普通号。建议患者在社区医院选择一位了解自己病情的医生作为日常保健医生,以便于咨询和正确地指导,这样对病情有很大的帮助,并且可以节省去大医院排队等候的时间。

 二、确诊糖尿病后应该做全面系统的检查和评估

在确诊糖尿病以后,患者还应进一步做全面检查和评估,才能充分了解病情,从而"有的放矢"地采取针对性治疗。

需要检查和评估如下项目:

1. 病史

(1)年龄及起病特点,如有无糖尿病症状、酮症、糖尿病酮症酸中毒。

(2)饮食、运动习惯、营养状况、体重变化;儿童和青少年要了解生长发育情况。

(3)是否接受过糖尿病教育。

(4)回顾以往的治疗方案、治疗效果和目前的治疗情况,包括药物、药物治疗的依从性及所存在的障碍、饮食和运动的方案以及改变生活方式的意愿。

(5)血糖监测的结果和对数据的分析使用情况。

(6)酮症酸中毒发生史:发生频率、严重程度和原因。

(7)低血糖发生史:发生频率、严重程度和原因。

(8)糖尿病相关并发症和合并症史。

★ 微血管并发症：糖尿病视网膜病变、糖尿病肾病、神经病变（感觉性神经病变表现包括足部损伤；自主神经性神经病变表现包括性功能异常和胃轻瘫等）。

★ 大血管并发症：心血管病、脑血管病、外周动脉疾病。

★ 合并症：高血压、血脂异常、高尿酸血症等。

★ 其他：心理问题、口腔疾病。

2. 体格检查

（1）身高、体重、体重指数（BMI）、腰围。

（2）血压。

（3）眼底检查。

（4）甲状腺触诊。

（5）皮肤检查：如黑棘皮、胰岛素注射部位。

（6）详细的足部检查：如望诊、足背动脉和胫后动脉搏动触诊、膝反射、震动觉、痛觉、温度觉和单尼龙丝触觉。

3. 实验室检测

（1）糖化血红蛋白（HbA1c）：如果没有 2~3 个月内的监测结果，需要测定。

（2）没有 1 年之内的如下结果，需要测定。

★ 血脂谱，包括总胆固醇、低密度脂蛋白胆固醇（LDL-C）、高密度脂蛋白胆固醇（HDL-C）和甘油三酯。

★ 肝功能。

★ 尿常规。

★ 尿白蛋白和尿肌酐，并计算比值。

★ 血清肌酐和计算的肾小球滤过率（GFR）。

三、 每次就诊前的准备

每次就诊前做好相关的准备工作，可以减少就诊过程中不必要的麻烦。准备工作包括以下几个方面：

1. 病情介绍

如果是第一次看病，一定要把糖尿病和其他相关疾病的发病情况，比如高血压、高血脂、心脑血管疾病、肝肾疾病、药物过敏史等，以及自己平时的饮食情况、运动情况等向医生说清楚。还要向医生介绍亲属是否有糖尿病或高血压、冠心病、脑卒中等。

如果已经在医生的指导下服用降糖药物，需要向医生详细说明上次就诊后发生的变化，如血糖、血压和体重的变化等。如果有低血糖的发生，要详细说明是什么原因诱发的，如运动过量、进食偏少、推迟进餐等；当时是如何处置的，是否检测了血糖。

介绍得越详细，医生对患者的病情和身体情况就越了解，治疗就会越及时和准确。

2. 就诊时间和注意事项

最好在上午 10 点前就诊。就诊时，医生通常会要求检测空腹血糖，所以患者要注意空腹就诊。若口渴，可以适量喝些白开水。

检查血糖注意事项：空腹血糖是指抽血前至少 8 个小时不进食，应该在早晨 6~8 时完成，抽血前切勿服用降糖药。餐后 2 小时血糖是指进正餐后 2 小时的血糖，时间是从吃第一口饭算起，同时别忘了用药。

3. 携带血糖监测记录

就诊时要带上平时血糖的记录，最好能对监测记录中血糖值波动较大的情况注明原因，如饮食不规律、发热、运动不当等，所有这些都可以作为医生诊断病情的重要参考依据，便于医生分析病情，节省时间和诊治费用。

4. 用药情况

治疗糖尿病的药物类型较多,剂量和服用方法也各不相同,还有很多药名相近,容易混淆,所以一定要准确地向医生说明以往使用降糖药物的名称、规格、剂型、剂量和服用方法。如果担心记不住,可以用一个最简单的方法,即就诊时带上所有的药盒,在药盒上标注使用的剂量。

5. 携带病历和各种检查资料

病历与各种检查资料要妥善保存,每次就诊都应带上,这十分重要。因为医生可以通过对病历的前后比较,掌握患者的病情演变情况,从中获得非常重要的信息,对治疗是极为有益的。不带病历,靠回忆陈述病情,既耽搁时间,又不准确,必然导致治疗效果打折。此外,如果要想享受特殊病种的额外医疗资助,病历也是重要依据。

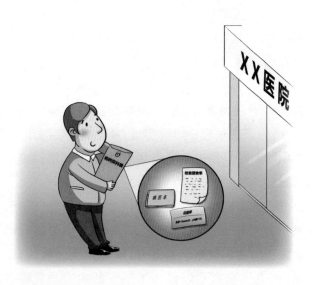

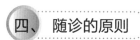

四、 随诊的原则

病情不稳定时,需根据医生的要求,定期随诊;如果病情稳定,建议每季度随诊一次。

每次随诊都应给医生看血糖记录手册、化验结果;医生会询问饮食及运动方案的实施情况,询问药物的使用剂量及不良反应,以确定下一步要达到的治疗目标和治疗方案。

随诊时医生还会建议患者做一些检查,参考表2。

表2　糖尿病患者监测项目

监测项目	随诊	每季度随诊	年随诊
体重/身高	√	√	√
腰围	√	√	√
血压	√	√	√
空腹/餐后血糖	√	√	
HbA1c		√	√
尿常规	√	√	√
血脂			√
尿白蛋白/尿肌酐*			√
肌酐/血尿素氮			√
肝功能			√
促甲状腺激素			√
心电图			√
眼:视力及眼底			√
足:足背动脉搏动		√	√
神经病变的相关检查	√	√	

* 在条件允许的情况下进行

对于血糖控制平稳并且达标的患者,建议每年测定 2 次 HbA1c;对于治疗方案改变或血糖控制没能达标的患者,建议每季度测定 1 次 HbA1c。

五、2 型糖尿病患者常做的化验检查及控制目标

2 型糖尿病患者常合并其他疾病,如高血压、血脂异常、肥胖症等。随着血糖、血压、血脂等水平的增高及体重增加,2 型糖尿病并发症的发生风险、发展速度以及其危害将显著增加。因此,应针对 2 型糖尿病患者采用科学、合理、基于循证医学的综合性治疗策略,包括降糖、降压、调脂、抗凝、控制体重和改善生活方式等治疗措施。

所以,2 型糖尿病患者常需要做如下的检查,大家可以了解各项检查的目标值,以便对自己的病情及时了解,做到心中有数(表 3)。

表 3 2 型糖尿病检测指标目标值

检测指标	目标值	意义
血糖 　空腹 　非空腹	4.4~7.0 毫摩尔 / 升 <10.0 毫摩尔 / 升	反映实时血糖水平,监测治疗效果
HbA1c	<7.0%	反映采血前 2~3 个月平均血糖水平
血压	<140/80 毫米汞柱	反映血压控制水平
总胆固醇(TC)	<4.5 毫摩尔 / 升	反映血脂控制水平

续表

检测指标	目标值	意义
高密度脂蛋白胆固醇（HDL-C）		反映血脂控制水平
男性	>1.0 毫摩尔 / 升	
女性	>1.3 毫摩尔 / 升	
甘油三酯（TG）	<1.7 毫摩尔 / 升	
低密度脂蛋白胆固醇（LDL-C）		
未合并冠心病	<2.6 毫摩尔 / 升	
合并冠心病	<1.8 毫摩尔 / 升	
体重指数（BMI）	<24.0 千克 / 平方米	反映体重是否在正常范围
尿白蛋白 / 肌酐比值		反映肾功能
男性	<2.5 毫克 / 毫摩尔（22.0 毫克 / 克）	
女性	<3.5 毫克 / 毫摩尔（31.0 毫克 / 克）	
尿白蛋白排泄率	<20.0 微克 / 分(30.0 毫克 / 天）	

本章小结

　　按医生的要求记录平时的血糖、用药、饮食及运动情况；定期随诊，该查的一项都不能少；就诊前做好充分的准备，做到"有备而来"。

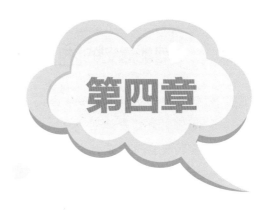

第四章

健康饮食

　　自从被确认患有 2 型糖尿病,医生嘱咐说"要控制饮食"。对于日常的饮食,一日三餐,这个在健康人眼里再简单不过的事情,我很是担忧。我在网上查了很多诸如"2 型糖尿病患者可以吃水果吗? 可以吃甜食吗? 能饮酒吗? 能吃肉吗? "等类似问题,大部分答案是,吃水果会使尿糖升高。其中有一个病友留言说,她的母亲是糖尿病患者,只是贪吃了一小口苹果,结果自测尿糖 3 个加号,简直是太危险了。每每看到病友这样的情况,我的头都大了。我饮食不是很规律,而且爱吃美食,经常和朋友们聚餐,少了甜味儿及水果,我可怎么办呢?

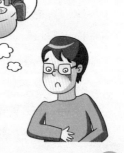

····· 可能遇到的**困难**或**问题** ·····

★ 饮食要遵循什么原则？

★ 如何制订饮食计划？

★ 食物交换份表是什么？

★ 如何规划健康食谱？

★ 有并发症时的饮食注意事项有哪些？

★ 要避免哪些常见的饮食误区？

★ 需要掌握哪些饮食方面的技巧？

★ 需要具备哪些保健食品的防范意识？

····· 应该掌握的**知识**和**技巧** ·····

 一、 饮食要遵循的原则

糖尿病患者的饮食总则：**饮食清淡规律，合理控制食物总量，注意各类食物，平衡膳食，少食多餐。**

1. 饮食清淡规律

★ 清：糖尿病患者每天实际摄入烹调油 20~25 克为宜（约两汤勺）

★ 淡：最新中国居民膳食指南规定，每人每天食盐摄入不超过 5 克。

★ 规律：每天饮食的时间点和进食量要相当。

2. 少食多餐

不仅食物种类会影响血糖的控制水平，进食习惯也会对血糖水平产生影响，健康的进食习惯有利于血糖控制。糖

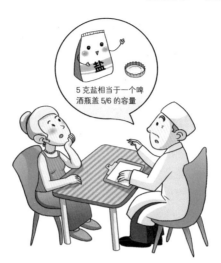

5克盐相当于一个啤酒瓶盖 5/6 的容量

尿病患者可坚持少食多餐,按需分餐,定时定量进餐。

在总能量不变的前提下,做到少食多餐,每天进食 3~6 餐,甚至更多。这样可以避免因摄入过多食物增加胰岛负担而出现血糖升高,也可以避免因进食间隔过长而出现低血糖症状。

二、如何制订饮食计划

饮食是糖尿病患者日常生活中要特别重视的问题,合理地控制膳食,能够有效缓解和控制糖尿病给患者带来的不良症状。糖尿病的良好控制需要把饮食、药物、运动有机地结合起来。

糖尿病治疗的困难在于导致血糖波动的因素很多,而医生无法每时每刻跟在患者身边进行指导。最好的方法就是患者自己掌握知识,学会控制总能量,制订合理的饮食计

划,将体重控制在理想范围,养成
良好的生活习惯,将血糖调节到
一个长期稳定的状态,相信自
己是最好的康复医生!

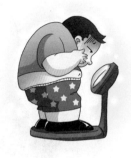

第一步:计算理想体重

首先确定自己的体型是肥
胖、正常,还是消瘦。

理想体重(千克)= 身高(厘米)-105

目前体重状况(%)= [(实际体重 - 理想体重)÷ 理想
体重]×100%

目前体重状况超过理想体重的 20% 为肥胖;在理想体
重上下 10% 范围内为正常;低于理想体重 20% 为消瘦。

第二步:计算每天所需总能量

每天所需总能量 = 理想体重 × 每天每千克标准体重
所需能量

不同体型、不同体力劳动强度的人每天每千克标准体
重的能量需求见表 4。

表 4　不同体型、体力劳动强度者每天每千克
标准体重的能量需求表(千卡)

劳动强度 体型	卧床 休息	轻度 劳动	中度 劳动	重度 劳动
消瘦	30	35	40	40~45
正常	15~20	30	35	40
肥胖	15	20~25	30	35

轻度劳动:办公室职员、教师、售货员、钟表修理工等;中度劳动:学
生、司机、电工、外科医生等及进行体育活动;重度劳动:农民、建筑工、搬
运工、伐木工、冶炼工、舞蹈者等。

第三步:根据总能量换算成具体的食物

营养师把含有90千卡能量的食物定义为一个单位(一份),把每天所需总能量除以90千卡,就可得出每天需要几个单位的食物。

每天的食物份数 = 每天所需总能量 ÷ 90

食物搭配的原则:主食为基础,蔬菜水果类不可缺,多吃纤维素、维生素多的食物。黄金比例为碳水化合物占总能量的 50%~60%,脂肪占 <30%,蛋白质占 10%~15%。

可参照表5进行食物份数搭配。

表5 不同能量糖尿病患者膳食份数分配表

能量 (千卡)	主食类	蔬菜类	肉蛋类	乳类	水果类	油脂类	合计
1200	7	1	3	2	0	1.5	14.5
1400	9	1	3	2	0	1.5	16.5
1600	9	1	4	2	1	1.5	18.5
1800	11	1	4	2	1	2	21
2000	13	1	4.5	2	1	2	23.5
2200	15	1	4.5	2	1	2	25.5
2400	17	1	5	2	1	2	28

第四步:选择食物

根据季节和口味在中国糖尿病食物交换份表(表6~表12)中选择希望食用的食物,然后选出相应的食物。

举例

患者李先生,56岁,身高170厘米,体重85千克,职业为会计,患糖尿病4年,采用单纯的饮食及运动治疗,未出现明显并发症。

第一步:简单估算理想体重

按照公式:理想体重 = 实际身高(厘米)-105

李先生的理想体重应该为:170-105=65 千克

目前李先生的实际体重为:85 千克

李先生目前体重的状况:$[(85-65)\div 65]\times 100\%=30.7\%$

李先生目前体重超过理想体重的 20%,属于肥胖型。

第二步:计算总能量

李先生职业是会计,属于轻度劳动者,而且体型属于肥胖型,每天每千克体重需要的能量为 20~25 千卡。

按照公式:每天所需总能量 = 理想体重 × 每天每千克标准体重所需能量

李先生每天所需总能量为:$65\times(20\sim25)=1300\sim1625$ 千卡

第三步:根据总能量换算成具体的食物

确定李先生每天的食物份数为:$(1300\sim1625)\div90=14\sim18$ 份

李先生只需根据不同能量糖尿病膳食份数分配表,按照碳水化合物占总能量的 50%~60%,脂肪占 <30%,蛋白质占 10%~15% 的黄金比例搭配就行了。

最终李先生一天的饮食计划为:主食类 9 份,蔬菜类 1 份,肉蛋类 3 份,乳类 2 份,水果类 0 份,油脂类 1.5 份。

第四步:选择食物

根据季节和口味在中国糖尿病食物交换份表(表6~表12)中选择希望食用的食物。

三、食物交换份表

每份含有 90 千卡能量的食物为一份能量单位的食物,

糖尿病患者可根据自己每天所需的总能量换算出每天所需食物的份数,根据季节和自己的口味进行挑选和搭配(表6~表12)。

但要切记,**同类食物之间可以选择互换,非同类食物之间不得互换**。部分蔬菜、水果可与主食(谷薯类)互换。

表6　主食类交换份表 *

食物	重量(克)
大米、小米、糯米、薏米	25
高粱米、玉米面、玉米糁	25
面粉、米粉、混合面	25
挂面、龙须面、燕麦片	25
莜麦面、荞麦面、苦荞面	25
通心粉、干粉条、干莲子	25
苏打饼干	25
红豆、绿豆、芸豆、干豌豆	25
烧饼、烙饼、馒头	35
咸面包、窝头、切面	35
土豆、芋头	100
湿粉皮	150
鲜玉米(带棒心)	200

* 每份提供能量90千卡,碳水化合物20克,蛋白质2克;25克=半两

部分常见主食类能量换算参考(90千卡):25克大米(半两)=25克小米(半两)=25克绿豆(半两)=35克馒头(半两)=35克窝头(半两)=35克咸面包(2块)=25克苏打饼干(3块)=100克土豆(1个)。

表7 蔬菜类交换份表 *

食物	重量(克)
大白菜、圆白菜、菠菜、油菜	500
韭菜、茴香、芹菜、茼蒿	500
莴笋、芥蓝、油菜薹、苦瓜	500
西葫芦、西红柿、黄瓜、冬瓜	500
茄子、丝瓜、塌棵菜	500
苋菜、龙须菜、豆芽、鲜蘑	500
水发海带	500
白萝卜、青椒、茭白、冬笋	400
倭瓜、南瓜、菜花	350
鲜豇豆、扁豆、葱头、蒜苗	250
胡萝卜	200
山药、荸荠、藕、凉薯	150
茨菰、鲜百合	100
毛豆、鲜豌豆	70

* 每份提供能量90千卡,碳水化合物17克,蛋白质5克;500克=1斤

部分常见蔬菜类能量换算参考(90千卡):500克大白菜=500克芹菜=500克西红柿=500克黄瓜=500克鲜蘑=400克冬笋=350克南瓜=250克鲜豇豆=200克胡萝卜=150克藕=100克芋头=70克毛豆。

表8 肉蛋类交换份表 *

食物	重量(克)
瘦猪、牛、羊肉,鸡、鸭、鹅肉	50
肥瘦猪肉	25
排骨	70
熟火腿、香肠	20

续表

食物	重量(克)
无糖叉烧肉、午餐肉、大肉肠	35
酱牛肉、酱鸭	35
鸡蛋、鸭蛋、松花蛋、鹌鹑蛋	60
鸡蛋清	150
带鱼、黄鱼、草鱼、鲤鱼、鲫鱼	80
鲢鱼、甲鱼、鳝鱼、比目鱼	80
对虾、青虾、鲜贝	80
兔肉、蟹肉、水发鱿鱼	100
水发海参	350

* 每份提供能量 90 千卡,蛋白质 9 克,脂肪 6 克

部分常见肉蛋类能量换算参考(90 千卡):80 克对虾 =50 克瘦羊肉 =50 克瘦牛肉 =20 克熟火腿 =20 克瘦肉香肠 =70 克排骨 =50 克鸭肉 =60 克鸡蛋 =60 克鹌鹑蛋 =150 克鸡蛋清 =80 克鲫鱼 =80 克带鱼 =350 克海参。

表 9　乳类交换份表 *

食物	重量(克或毫升)
奶粉	20
脱脂奶粉、乳酪	25
牛奶、羊奶	160
无糖酸奶	130

* 每份提供能量 90 千卡,碳水化合物 6 克,蛋白质 5 克,脂肪 5 克

部分常见乳类能量换算参考(90 千卡):25 克脱脂奶粉 =25 克乳酪 =160 毫升牛奶 =130 毫升无糖酸奶。

表 10　水果类交换份表 *

食物	重量(克)
柿子、香蕉、鲜荔枝	150
梨、桃、苹果、橘子、橙子	200
柚子、猕猴桃、李子、杏、葡萄	200
草莓	300
西瓜	500

注:以上水果重量均包括皮、核在内;* 每份提供能量 90 千卡,碳水化合物 21 克,蛋白质 1 克

部分常见水果类能量换算参考(90 千卡):200 克苹果 =150 克香蕉 =200 克橙子 =300 克草莓 =150 克鲜荔枝 =500 克西瓜。

表 11　油脂、坚果类交换份表 *

食物	重量(克)
花生油、玉米油、菜籽油	10
豆油、红花油、香油	10
猪油、牛油、羊油、黄油	10
芝麻酱	15
核桃、杏仁、花生米	15
葵花籽(带壳)、南瓜子(带壳)	25
西瓜子(带壳)	40

* 每份提供能量 90 千卡,脂肪 10 克

部分常见油脂、坚果类能量换算参考(90 千卡):10 克豆油或花生油或菜籽油(1 勺)=15 克芝麻酱(1 勺)=15 克杏仁 =25 克带壳葵瓜子(一小把)=25 克花生米(15 粒)。

表 12 大豆类交换份表 *

食物	重量(克)
腐竹	20
大豆、大豆粉	25
豆腐丝、豆腐干	50
北豆腐	100
南豆腐	150
豆浆(黄豆 1 份,水 8 份)	400

* 每份提供能量 90 千卡,碳水化合物 4 克,蛋白质 9 克,脂肪 4 克

部分常见大豆类食物能量换算参考(90 千卡):400 克豆浆 =25 克大豆 =100 克北豆腐 =150 克南豆腐 =20 克腐竹 =50 克豆腐丝。

四、 规划健康食谱

前面的知识与技巧帮患者们解决了如何制订饮食计划以及食物换算的问题,想要达到优质的健康饮食,还需要均衡营养,合理搭配一日三餐。

1. 均衡三大营养

碳水化合物、蛋白质、脂肪是三大产热营养素。1 克碳水化合物可产生 4 千卡能量,1 克蛋白质可产生 4 千卡能量,1 克脂肪可产生 9 千卡能量。糖尿病患者既要控制总能量

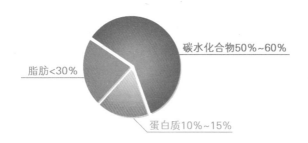

碳水化合物50%~60%

脂肪<30%

蛋白质10%~15%

的摄入,又要保持均衡营养,需要合理分配这三大营养素。

(1)碳水化合物:是提供人体能量的主要来源,包括分子量较小的糖类和分子量较大的淀粉类。富含碳水化合物的食物被摄入人体后,可以在体内被氧化分解成葡萄糖而产生能量。

碳水化合物主要存在于谷薯类食物,即日常的主食中。另外,一些蔬菜和水果也富含碳水化合物。

饮食中碳水化合物所提供的能量应占总能量的50%~60%。每天需定时、定量进食,使碳水化合物在各餐中均匀分配。

(2)蛋白质:是机体的重要组成部分。机体的一些重要生理活性物质由蛋白质构成,如激素、酶、血红蛋白、血浆蛋白等。这些生理活性物质能够调节机体的新陈代谢、运输氧、维持渗透压等,对人体的生长发育、组织修复、细胞更新起着极为重要的作用。蛋白质还可以形成抗体以抵御外来物质的侵袭。当机体需要时,蛋白质也能代谢分解产生能量,但其主要作用不是产生能量。糖尿病患者因糖代谢障碍,往往蛋白质的消耗增加,因此每天摄入充足的蛋白质十分重要。

常见富含优质蛋白质的食物有鸡蛋、鱼、肉类、豆制品和乳制品等。

蛋白质有较好的饱腹感,不容易引起血糖升高。对于肾功能正常的糖尿病患者,建议每天蛋白质的摄入量占饮食总能量的10%~15%,建议不超过20%。

(3)脂肪:是产生能量最高的食物。脂肪在膳食中提供的能量不能超过总能量摄入的30%。脂类还是细胞膜、神经髓鞘等人体细胞组织的组成成分,具有重要的生理功能,如供给热能,构成身体组织,供给必需脂肪酸,协助脂溶性维生素的吸收、利用,贮存能量,保护作用等。其中,磷脂还有重要作用,如构成细胞膜及细胞器膜,是神经组织和血浆脂蛋白的重要组成部分,是重要的乳化剂,在脂肪转运和代谢中起重要作用。

脂肪能够令食物变得更加美味。日常饮食中,脂肪的摄入量很容易超标。脂肪摄入过多,会产生过多的能量,导致糖尿病患者体重增加,不利于病情的控制。饮食中由脂肪提供的能量不能超过饮食总能量的30%。

2. 其他营养素推荐

除三大产能的营养素外,膳食纤维、无机盐和微量元素、维生素、植物化学物质、水等营养素对糖尿病患者同样重要。

(1)膳食纤维:存在于植物性食物中,有些膳食纤维属于碳水化合物,但在营养学特点上与碳水化合物又有许多不同之处。膳食纤维分为可溶性纤维和非溶性纤维两大类。

食物中常见的可溶性纤维有果胶、藻胶、豆胶等,主要存在于细胞间质。果胶来源于水果,藻胶来源于海藻,豆胶是某些植物储存于种子中作为能源的多糖。可溶性膳食纤维在食品工业中常用于制作果冻、果酱及食品增稠剂等。

常见的非溶性纤维有纤维素、半纤维素、木质素等,是植物细胞壁的组成成分,来源于禾谷和豆类种子的外皮以及植物的茎和叶。

膳食纤维在人类的小肠中不能被消化,所以也就不能被吸收、提供营养素和能量。但它能被大肠中的细菌分解一部分,产生氢气、二氧化碳和小分子有机酸。膳食纤维分解时也产生能量,但人类很少能够利用。

近20年来,经过大量的研究,人们认识到膳食纤维与人体健康密切相关,在防治糖尿病、心脑血管病等慢性疾病方面具有独特的生理作用,属于重要营养成分。膳食纤维可以降低餐后血糖,降低血胆固醇,控制体重和减肥,预防便秘。但膳食纤维并非多多益善,如果摄入过多,会影响一些维生素和矿物质的吸收。

糖尿病患者可以多选择一些富含膳食纤维的食物,如蔬菜、水果、燕麦、荞麦、全麦食物等。膳食纤维主要来源于谷类、薯类、豆类、水果及蔬菜,每天的推荐摄入量为30.2克。

(2)无机盐和微量元素:人体必需的矿物质有钙、磷、钠、钾、镁、氯、硫等常量元素,以及铁、锌、碘、硒、铜、铬、钼、钴等微量元素。由于糖尿病患者饮食受到一定程度的限制,容易导致营养素缺乏,而微量元素锌、铬、硒等缺乏可能会加重糖尿病代谢障碍,不利于病情控制。

通过血清检测可以判断是否需要补充钙、钾、镁、锌,但目前的医疗手段检测机体是否缺乏硒或铬则比较困难。

预防无机盐和微量元素缺乏至关重要。患者在日常生活中应注意平衡膳食,可适当补充含多种微量元素的营养制剂,而不是大量补充某一种元素,以免造成代谢失衡。对于机体矿物质不缺乏的糖尿病患者,没有必要做额外的矿物质补充。

(3)水:是生命之源,是一切生命必需的物质,是饮食中的基本成分。在人类的生命活动中,水发挥着极其重要的作用,是人体需要量最大、最重要的营养成分。只要有足够的饮水,人不吃食物仍可以存活数周;但若没有水,人数日便会死亡。

人体内的水有三个来源:饮水约占50%,食物中所含的

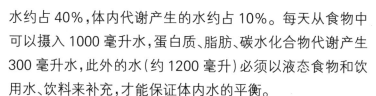

水约占 40%,体内代谢产生的水约占 10%。每天从食物中可以摄入 1000 毫升水,蛋白质、脂肪、碳水化合物代谢产生 300 毫升水,此外的水(约 1200 毫升)必须以液态食物和饮用水、饮料来补充,才能保证体内水的平衡。

人对水的需要量变化很大,受气温、年龄、活动强度、膳食等多方面的影响,健康成年人一般每天需要 2500 毫升水。

糖尿病患者如果没有合并肾病、冠心病、心力衰竭,也不存在水肿或限制饮水的情况,应注意多饮水,每天应保证 6~8 杯(1500~2000 毫升)水,最好定时饮水,不要等口渴了再喝。

(4)维生素:是维护生命和健康的必需营养素,在机体的代谢、生长、发育过程中起着重要作用。它天然存在于食物中,能够防治多种营养缺乏病,并且具有预防多种慢性退化性疾病的保健功能。

维生素具有以下特点:人体自身不能合成,必须从食物中摄取;既不参与机体组成,也不提供热能;缺乏和不足时,人会出现营养缺乏病;需要量很小,但作用非常巨大。

维生素有很多种类,按其溶解性可分为脂溶性维生素和水溶性维生素。水溶性维生素在人体内很少贮存,会随尿液排出体外,需要每天由食物提供。如果摄入不足,会出现缺乏症状;如果摄入量多,多余的维生素会随着尿液排出体外。脂溶性维生素会在体内贮存,人不容易出现缺乏症,体内蓄积过量则可能引起中毒。

维生素作为机体物质代谢的辅酶和(或)抗氧化剂,它的缺乏及失衡在糖尿病及其并发症的发生发展中有重要作用。糖尿病患者应认识到,从天然来源和均衡饮食中获得维生素达到每天的需求量非常重要(表13)。

表 13　维生素的部分食物来源

维生素	部分食物来源
脂溶性维生素	
维生素 A	动物肝脏、蛋黄、鱼肝油、番茄、胡萝卜、红薯等
维生素 D	鱼肝油、蛋黄、牛奶等
维生素 E	植物油
维生素 K	绿叶蔬菜、豆油、棉籽油、橄榄油等
水溶性维生素	
维生素 B_1	粗粮、豆类、花生、瘦肉、动物内脏及干酵母等
维生素 B_2	蛋黄、河蟹、鳝鱼、口蘑、紫菜等
维生素 B_6	肉类、未精制的谷类、蔬菜、坚果等
维生素 B_{12}	肉、乳及动物内脏
维生素 C	新鲜蔬菜、水果
泛酸	肉类、未精制的谷类、绿叶蔬菜、坚果等
叶酸	动物内脏、水果、蔬菜、麦麸等
烟酸	瘦畜肉、鱼、坚果、未精制的谷类等
胆碱	蛋类、动物的脑、啤酒酵母、麦芽、大豆卵磷脂等
生物素	牛奶、牛肝、蛋黄、动物肾脏、瘦肉、糙米、草莓、柚子等

(5) 植物化学物质：一般包括萜类化合物、有机硫化物、类黄酮、植物多糖等。

★ 萜类化合物：主要在柑橘类水果(特别是果皮精油)、食品调料、香料和一些植物油、黄豆中含量丰富。

★ 有机硫化物：多存在于西蓝花、卷心菜、芥蓝等十字花科蔬菜和葱、蒜中。

★ 类黄酮：在柑橘类、梨、樱桃、黑莓、桃、杏等水果，胡萝卜、芹菜、西红柿、菠菜、洋葱、西蓝花、莴苣、黄瓜等蔬菜，以及谷物、豆类、茶叶、葡萄酒、咖啡豆、可可豆中含量较多。

★ 植物多糖：按其来源分为香菇多糖、银耳多糖、甘薯多糖、枸杞多糖等，在菌藻类中含量较多。

植物化学物质具有多种生理功能，主要表现在抗氧化作用、调节免疫力、抑制肿瘤、抗感染、降低胆固醇、延缓衰老等方面。因此，它具有保护人体健康和预防慢性疾病的作用。只有饮食多样化，才能获得更多对健康有益的植物化学物质。

（6）甜味剂：糖尿病患者适量摄入糖醇和非营养性甜味剂是安全的。目前广泛用于食品加工业的低能量甜味剂包括糖醇（如赤藓糖醇、异麦芽酮糖醇、乳糖醇、麦芽糖醇、甘露醇、山梨糖醇、木糖醇、塔格糖）和氢化淀粉水解物。

（7）盐：食盐摄入量限制在每天 6 克以内，高血压患者更应严格限制摄入量。限制摄入含盐量高的食物，如味精、酱油、加工食品、调味酱等。

（8）酒：不推荐糖尿病患者饮酒。若饮酒应计算酒精中所含的总能量。女性每天饮酒的酒精量不超过 15 克，男性不超过 25 克（15 克酒精相当于 450 毫升啤酒、150 毫升葡萄酒或 50 毫升低度白酒），每周不超过 2 次。应警惕酒精可能诱发的低血糖，避免空腹饮酒。

3. 一日三餐巧搭配

糖尿病患者的餐制以三餐为宜，最常见的三餐分配方案是早餐 1/5，午餐 2/5，晚餐 2/5，或者选择三餐等量（均为 1/3）。某一餐的供能比不能低于 20% 或者高于 40%。

4. 一日食谱推荐

糖尿病患者可根据每天所需总能量来选择对应的食谱（所有食物的量均为烹调前生料的量）。

1200 千卡食谱举例

早餐：面食 50 克、牛奶 250 毫升。

午餐：米饭 75 克、瘦肉 50 克、蔬菜 250 克、植物油 1 勺。

晚餐：米饭 75 克、鱼 75 克、蔬菜 250 克、植物油 1 勺。

1400 千卡食谱举例

早餐：面食 50 克、牛奶 250 毫升、鸡蛋 1 个。

午餐：米饭 100 克、瘦肉 50 克、蔬菜 250 克、植物油 1 勺。

晚餐：米饭 100 克、鱼 75 克、蔬菜 250 克、植物油 1 勺。

1600 千卡食谱举例

早餐：面食 75 克、牛奶 250 毫升、鸡蛋 1 个。

午餐：米饭 100 克、瘦肉 50 克、蔬菜 250 克、植物油 1 勺。

晚餐：米饭 100 克、鱼 75 克、蔬菜 250 克、植物油 1 勺。

1800 千卡食谱举例

早餐：面食 50 克、牛奶 250 毫升、鸡蛋 1 个。

午餐：米饭 125 克、瘦肉 50 克、蔬菜 250 克、植物油 1 勺。

晚餐：米饭 100 克、鱼 75 克、蔬菜 250 克、植物油 1 勺。

2000 千卡食谱举例

早餐：面食 50 克、牛奶 250 毫升、鸡蛋 1 个。

午餐：米饭 125 克、瘦肉 75 克、蔬菜 250 克、植物油 1.5 勺。

晚餐：米饭 125 克、鱼 100 克、蔬菜 250 克、植物油 1.5 勺。

2200 千卡食谱举例

早餐：面食 50 克、牛奶 250 毫升、鸡蛋 1 个。

午餐：米饭 150 克、瘦肉 100 克、蔬菜 250 克、植物油 1.5 勺。

晚餐：米饭 150 克、鱼 150 克、蔬菜 250 克、植物油 1.5 勺。

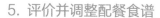

5. 评价并调整配餐食谱

"饮食红绿灯"是一种专门为糖尿病患者设计的营养配餐工具。它依据能量及营养成分对食物加以区分,将约200种中国常用食物分为谷薯类、蔬菜类、水果类、豆乳类、肉蛋类、水产类、菌藻类、饮料类和油脂类九大类,每个类别分为绿、黄、红三个分区(好似交通信号灯),按照"绿灯可食、黄灯浅尝、红灯避口"的原则,为糖尿病患者提供选择食物的参考(表14)。

此工具在使用中比较方便快捷,易掌握,有助于糖尿病患者提高饮食自我管理技能,坚持饮食控制行为。患者在进行营养配餐或回顾食谱时可以根据食物卡片上标注的食物种类、营养素含量及分区(红绿灯标志)选择适宜的食物并对配餐食谱进行计算、记录、评价和调整。(**"糖尿病饮食红绿灯"可登陆 http://zengzhi.ipmph.com,凭本书封底激活码查阅。**)

表 14　糖尿病饮食红绿灯示例

	绿区	黄区	红区
谷薯类			
蔬菜类			
水果类			
肉蛋类			
豆乳类			
水产类			
菌藻类			
饮料类			
油脂类			

★ 红绿灯标志:代表所示食物的颜色分区,即推荐食用程度。其中绿区代表糖尿病患者宜食,黄区代表应限量食用,红区代表应慎食。

★ 食物重量:卡片侧面标注的重量值为图片所示 1 份该食物的重量。如无特殊说明,此重量为食物生重,即去皮、骨、刺等不可食部分之后的重量。

★ 能量:卡片上标注的能量值是图片所示食物(即 1 份该食物)所提供的能量。

★ 食物成分:卡片侧面标注了每一份所示食物所提供的蛋白质、脂肪、碳水化合物的含量及血糖指数(GI)级别,GI<55 为低血糖指数,55<GI<75 为中血糖指数,GI>75 为高血糖指数。

★ 营养性特点:描述了该食物与糖尿病相关的营养学特点。

★ 食物整图:因部分食材切割、称重后无法辨别其原来的样子,将该食物的完整图片附在食物卡片上。

★ 食用份数:代表图片所示食物每次食用的推荐份数,份数与该食物重量值的乘积为每次推荐的食用重量。

应用举例

患者王先生,56 岁,身高 170 厘米,体重 80 千克,退休在家,活动量偏少。患糖尿病 4 年,采用单纯的饮食治疗,未出现明显并发症。

第一步:简单估算理想体重

按照公式:理想体重 = 实际身高(厘米)-105

王先生的理想体重应该为:170-105=65 千克

目前王先生的实际体重为:80 千克

王先生目前体重的状况:$[(80-65)\div 65]\times 100\%=23\%$

王先生目前的体重超过理想体重的 20%,属于肥胖型。

第二步:计算总能量

王先生退休在家,活动量偏少,属于轻度劳动者,而且体型属于肥胖型,每天每千克体重需要能量为 20~25 千卡。

按照公式:每天所需总能量 = 理想体重 × 每天每千克标准体重需要能量

王先生每天所需总能量为:$65\times(20\sim25)=1300\sim1625$ 千卡

第三步:根据总能量换算成具体的食物

确定王先生每天的食物份数为 $(1300\sim1625)\div90=14\sim18$ 份。

王先生只需根据不同能量糖尿病膳食份数分配表,按碳水化合物占总能量的 50%~60%,脂肪不超过 30%,蛋白质占 10%~15% 的黄金比例搭配就行了。

最终李先生一天的饮食计划:主食(谷薯)类 9 份,蔬菜类 1 份,肉蛋类 4 份,乳类 2 份,水果类 1 份,油脂类 1.5 份。

第四步:选择食物

李先生选择的食物为:

谷薯类:大米 100 克、面粉 100 克、小米 25 克。

蔬菜类:茎叶类蔬菜 500 克。

肉蛋类:瘦猪肉 100 克、鸡蛋 50 克。

乳类:牛奶 200 克、北豆腐 200 克。

水果类:苹果 200 克。

油脂类:植物油 15 克。

第五步:评价并调整食谱

李先生的食物红绿灯显示:

等级	绿区	黄区	红区
谷薯类	大米 100 克,面粉 100 克,小米 25 克		
蔬菜类	茎叶类蔬菜 500 克		
水果类	苹果 200 克		
肉蛋类	鸡蛋 50 克,瘦猪肉 100 克		
豆乳类	牛奶 200 克,北豆腐 200 克		
水产类			
菌藻类			
饮料类			
油脂类		植物油 15 克	

将所选的食材记录入食谱,按以下步骤评价食谱。如果回答"是",提示应增加某类食物或者调整某个颜色分区的食物。

(1)您是否缺失了某类食物?

糖尿病患者每天的饮食应该均衡,各类食物选择总量宜为 20 种以上。

(2)您是否选择了红区的食物?

每天所选择的食物中,红区食物应少于 1/4。

(3)您选择的食物中是否有一半或以上不是绿区的?

每天所选择的食物中,绿区食物应占 2/3 或更多。

(4)您三餐中是否有一餐的食物总量远远多于或少于其他两餐?

糖尿病患者餐制以三餐为宜,三餐功能比例可为 1/5、2/5、2/5,也可选择三餐等量。某一餐功能比不宜低于 20%

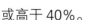

或高于40%。

6. 糖尿病推荐食谱

以下只做种类搭配推荐,分量因人而异,不做克数的推荐。

示例1

早餐:豆浆、小菜、摊鸡蛋饼。

午餐:雪菜炒肉丝、腐竹莴笋(鱼丸汤);主食:花卷。

晚餐:香葱爆羊肉、甜椒蒜薹;主食:米饭。

示例2

早餐:牛奶、油煎鸡蛋、咸面包。

午餐:香辣牛肉片、青蒜拌豆腐(番茄虾仁汤);主食:鸡蛋、炒饭。

晚餐:肉末苦瓜条、清炒包菜心;主食:玉米面发糕。

示例3

早餐:小笼包、豆腐脑(带卤)、西红柿。

午餐:彩椒炒鸡丁、海米炒白菜(菠菜蛋花汤);主食:麻酱花卷。

晚餐:虾仁菜花、干烧冬笋;主食:千层饼。

示例4

早餐:面条菜汤、素包子(面粉、小白菜、鸡蛋)、煮鸡蛋。

午餐:红烧排骨、芝麻笋片(菠菜泥奶油汤);主食:大饼。

晚餐:肉丝焖扁豆、银牙拌金针菇;主食:米饭。

示例5

早餐:肉末菜粥、油饼、茶鸡蛋。

午餐:红腐乳烧肉、茭白丝炒蛋(生菜萝卜丝汤);主食:咖喱炒米饭。

晚餐:尖椒炒虾、素鸡菠菜;主食:馒头。

示例6

早餐:紫米粥、猪肉包子(猪肉馅、油、面粉)、五香鸡蛋。

午餐:红烧蹄筋、海米炝白菜(火腿三丝汤);主食:什锦炒饭。

晚餐:栗子黄焖鸡、鸡蛋炒菠菜。主食:玉米面窝头。

示例7

早餐:燕麦粥、咸面包片、拌拍黄瓜。

午餐:咸烧牛里脊、醋熘大白菜(冬瓜海米汤);主食:葱油花饼。

晚餐:炒黄瓜肉片、蘑菇炖豆腐;主食:米饭。

示例8

早餐:豆腐脑、芝麻烧饼、炝拌莴笋丝。

午餐:烧香菇鸡腿、海米拌菜花(虾丸汤);主食:烧卖。

晚餐:爆双丁、芥末拌生菜;主食:三丝炒面。

示例9

早餐:馄饨汤(虾皮、紫菜、酱油、香菜)、京葱肉卷、煎鸡蛋。

午餐:红烧凤爪、素鸡油菜(五彩丝汤);主食:天津包子。

晚餐:肉丝炒蒜苗、三丝金针;主食:炒米饭。

示例10

早餐:玉米面粥、猪肉大葱包子(面粉、猪肉馅、大葱、油)、小菜。

午餐:宫爆肉丁、芝麻芹菜(口蘑清汤);主食:花卷。

晚餐:香肠炒油菜、怪味鸡丝;主食:花卷。

示例11

早餐:薏米粥、芝麻烧饼、咸鸡蛋。

午餐:红烧鸡块、香干芹菜(紫菜虾仁汤);主食:素菜

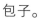

包子。

晚餐:韭花肉丝、芝麻藕片;主食:馒头。

示例 12

早餐:大米绿豆粥、二合面发糕(面粉、玉米面)、茶鸡蛋。

午餐:番茄肉片、银芽炒韭菜;主食:鸡蛋炒米饭。

晚餐:干烧平鱼、虾皮炒小白菜;主食:椒盐花卷。

示例 13

早餐:皮蛋瘦肉粥、金丝卷、小菜。

午餐:京酱肉丝、黄瓜炒鸡蛋(白菜豆腐汤);主食:炒河粉。

晚餐:西红柿炒虾仁、拌生菜;主食:米饭。

示例 14

早餐:豆浆、烤肉火烧(面粉、瘦肉、芝麻、油)、拌海带丝。

午餐:油焖大虾、炒双青(菠菜肉丸汤)、三丝炒面条。

晚餐:火腿豌豆、拌拍黄瓜;主食:麻酱花卷。

示例 15

早餐:龙须面菜汤、油条、拌腐竹西芹。

午餐:红烧带鱼段、口蘑冬瓜(萝卜排骨汤);主食:馒头。

晚餐:韭菜炒鸡蛋、葱烧豆腐;主食:天津包子。

示例 16

早餐:牛奶、牛肉包子(面粉、瘦牛肉馅、大葱、香油)、小菜。

午餐:家常鸡块、清炒彩椒(海鲜双丸汤);主食:米饭。

晚餐:蒜黄腊肉、粉丝菠菜;主食:芝麻火烧。

示例 17

早餐:鸡蛋西红柿汤(鸡蛋、西红柿、香油)、猪肉包子(面粉、瘦猪肉馅、大葱、香油)、小菜。

午餐:烧焖牛肉、炒银针胡萝卜丝(冬瓜猪肉丸子汤);主食:花卷。

晚餐:肉末酸豆角、香辣藕丝;主食:米饭。

示例18

早餐:绿豆粥、鸡蛋饼(鸡蛋、面粉、葱、油)、拌素菜。

午餐:豆角焖羊肉、蒜苗炒豆腐(火腿鸡蛋汤);主食:馒头。

晚餐:烧香菇鸡块、蚝油生菜;主食:鸡蛋西红柿面。

示例19

早餐:鸡丝面条汤、茶鸡蛋、小馒头。

午餐:黄油焖鸡腿、香肝芹菜(银耳红枣汤);主食:玉米发糕。

晚餐:菊花肉丝、拌什锦小菜;主食:麻酱花卷。

示例20

早餐:无糖酸奶、西葫芦摊饼(面粉、鸡蛋、西葫芦、油)、小菜。

午餐:茄汁鸡球、凉拌黄瓜(素菜三丝汤);主食:包子。

晚餐:山药炒肉片、小泥肠炒鸡蛋;主食:米饭。

示例21

早餐:鸡肉馄饨、烧饼、咸鸡蛋。

午餐:烧海参虾皮、回锅豆腐(鸡丝清汤);主食:麻酱烧饼。

晚餐:尖椒熘肝片、芝麻菠菜;主食:椒盐花卷。

示例22

早餐:芝麻烧饼、蒸鸡蛋羹、蒜泥黄瓜条。

午餐:清炒鱼笋片、鸡蛋炒韭菜(火腿丝汤);主食:米饭。

晚餐:炸茄合、西红柿炒鸡蛋;主食:馒头。

示例 23

早餐:无糖牛奶、摊鸡蛋饼(面粉、鸡蛋、大葱、香油)、小菜。

午餐:烩鸡肉丸子冬瓜、腐乳龙须菜(黄瓜鸡蛋汤);主食:米饭。

晚餐:丝瓜酿肉、葱油全鱼;主食:鸡蛋炒饭。

示例 24

早餐:肉丝龙须面汤、咸鸭蛋、小馒头。

午餐:炸烹虾段、奶油菜花(白菜火腿丝汤);主食:玉米面发糕。

晚餐:红烧牛肉白萝卜、鸡丝金针菇;主食:米饭。

示例 25

早餐:大米粥、玉米面发糕、拌尖椒豆芽丝。

午餐:肉末酿西红柿、草菇西蓝花(虾球海鲜汤);主食:馒头。

晚餐:猪肝炒黄瓜、番茄双蛋;主食:大饼。

示例 26

早餐:豆腐脑、油条、煮鸡蛋。

午餐:番茄鸡丁、蒜茸荷兰豆、紫菜虾皮汤;主食:椒盐花卷。

晚餐:家常酱猪手、鸡蛋莴笋;主食:菜丝炒河粉。

示例 27

早餐:芥面面条、小笼包(面粉、瘦猪肉馅、香油)、拌黄瓜条。

午餐:软炸鸡条、番茄菜花(虾仁豆腐汤);主食:玉米面窝头。

晚餐:香肠炒菜花、凉拌海蜇皮黄瓜;主食:咖喱炒米饭。

示例 28

早餐:碎菜瘦肉粥、千层饼、小菜。

午餐:香葱爆羊肉、椒盐圆白菜丝(鸡爪汤);主食:花卷。

晚餐:蚝油牛肉片、三色沙拉;主食:素菜包子。

示例 29

早餐:麦片粥、煎鸡蛋、咸面包。

午餐:洋葱西红柿炒牛肉丝、口蘑菜心(番茄鸡蛋汤);主食:米饭。

晚餐:香肠炒荷兰豆、小葱拌豆腐;主食:麻酱花卷。

示例 30

早餐:绿豆粥、素菜合子、小菜。

午餐:尖椒碎米鸡、栗子炖白菜(肉丝银牙汤);主食:馒头。

晚餐:清炖羊排白萝卜、素焖扁豆;主食:牛舌饼。

示例 31

早餐:牛奶、煎鸡蛋、全麦面包夹火腿。

午餐:西红柿炒鸡片、清炒盖菜、粟米鸡蛋汤。

晚餐:烩虾仁什锦日式豆腐、素炒丝瓜;主食:千层饼。

示例 32

早餐:小米粥、无糖点心、拌素菜。

午餐:清炒鸡片西芹、素炒西红柿圆白菜(香菇蟹柳汤);主食:米饭。

晚餐:滑炒鸡片、清炒油麦菜;主食:鸡蛋炒饭。

示例 33

早餐:牛奶麦片粥、鸡蛋煎饼(鸡蛋、面粉、花生油)、小菜。

午餐:清炒虾仁黄瓜丁、凉拌豆腐(西红柿鸡蛋木耳汤);主食:包子。

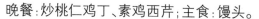

晚餐:炒桃仁鸡丁、素鸡西芹;主食:馒头。

示例 34

早餐:莲子大米粥、素包子(面粉、鸡蛋、小白菜、油)、小菜。

午餐:苦瓜炒牛肉、三宝菠菜(生鱼片汤);主食:大米。

晚餐:青蒜香肠、凉拌魔芋丝;主食:玉米面发糕。

示例 35

早餐:香菇鸡丝面条汤、芝麻烧饼、煮鸡蛋。

午餐:西红柿炒茭白、银芽红椒丝(海鲜汤);主食:米饭。

晚餐:麻辣鸡串、炝油菜;主食:三丝炒面条。

示例 36

早餐:牛奶、无糖清蛋糕、拌西芹。

午餐:醋椒鱼、红烧冬瓜口蘑(香干菠菜汤);主食:花卷。

晚餐:白斩鸡、素炒西红柿菜花;主食:千层饼。

示例 37

早餐:豆浆、葱花鸡蛋饼(鸡蛋、面粉、大葱、油)、小菜。

午餐:清蒸鲈鱼、海米柿子椒(鸡肉丸子豌豆汤);主食:什锦炒饭。

晚餐:奶油杂拌、三丝生菜;主食:烧卖。

示例 38

早餐:牛肉面条汤、咸花卷、茶鸡蛋。

午餐:腊肉炒苋菜、京葱耳丝(紫菜虾皮蛋花汤);主食:麻酱花卷。

晚餐:番茄烧牛肉、海带拌银芽;主食:米饭。

示例 39

早餐:鸡肉馄饨(鸡胸肉、馄饨皮、紫菜、虾皮、香油)、千层饼、煮鸡蛋。

午餐:肉末雪菜豆腐、芝麻芹菜(鹌鹑蛋清汤);主食:馒头。

晚餐:滑熘豆腐、拌海带丝黄瓜;主食:鸡蛋炒饭。

示例 40

早餐:无糖酸奶、猪肉包子、煎鸡蛋。

午餐:精炖鸡块大白菜、青蒜香肠(银耳清汤);主食:花卷。

晚餐:青椒虾片、香椿拌豆腐;主食:米饭。

示例 41

早餐:鸡蛋西红柿汤、无糖发面饼、拌小萝卜。

午餐:番茄虾球、拌白菜黄瓜丝(火腿冬瓜汤);主食:馒头。

晚餐:蒸白菜卷、麻酱豆腐;主食:玉米面窝头。

示例 42

早餐:素菜龙须面汤、包子(瘦猪肉馅、面粉、油)、茶鸡蛋。

午餐:肉片炒鲜蘑、熘西红柿南豆腐(菠菜蛋花汤);主食:米饭。

晚餐:肉炒三丁、素炒茄子西红柿;主食:玉米面发糕。

五、有并发症时的饮食注意事项

1. 糖尿病并发肾脏病的患者饮食

糖尿病肾病是糖尿病的严重并发症之一。患者应当加强自我保健和自我防范,特别要从饮食着手,减轻肾脏压力。

饮食注意事项:

(1)限制蛋白质摄入量:早期,每千克体重摄入不超过 1 克蛋白质,一天总量为 50~60 克;肾功能较差时,每千克体重摄入 0.6~0.8 克蛋白质,一天总量约为 40 克;尿毒症期,

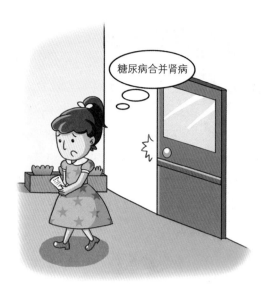

每千克体重摄入量为 0.5 克,一天总量约 30 克。因植物蛋白不易吸收,会增加肾脏负担,摄入蛋白质应以易消化的鱼类、瘦肉为佳。

(2)多选用富含必需氨基酸的动物性食物,如乳、蛋、瘦肉等;少用含非必需氨基酸多的植物性食物,如豆类。

(3)限制食盐摄入。为了保护肾脏,减轻其工作负荷,糖尿病患者的菜肴应尽可能味淡一些,食盐摄入量应严格控制在每天 5 克以内。

(4)适当限制钾的摄入。因为糖尿病肾病患者易出现酸中毒和高钾血症,一旦出现,将诱发心律失常和肝性脑病(肝昏迷),所以,应限制含钾饮料、含钾量高的水果的摄入。另外,富含蛋白质的食物中含钾较高,控制蛋白质摄入在一定程度上也利于限钾。

(5)摄入充足维生素、微量元素。特别是 B 族维生素、

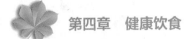

维生素 C 和锌、钙、铁等,可对肾脏起保护作用。

> ### 关于豆制品的声明
>
> 　　长期以来,肾病患者不能吃豆制品已被广泛传播。许多肾病患者都被告知"不能吃豆制品,豆制品会损伤肾脏"。但是现代医学研究认为,豆制品中的蛋白质虽属植物蛋白,但也是一种优质蛋白质,相对于谷类和蔬菜,它含必需氨基酸仍较多,还可以提供钙、维生素等有益物质。所以,肾病患者可根据病情适量选用,不必视豆制品为大敌而绝对禁止。

2. 合并尿毒症、血透期间的患者饮食

（1）多食用瘦肉、鱼等优质动物蛋白,少吃杂粮。血透时有些蛋白质会随透析液丢失,因此应增加蛋白质的摄入。建议每千克体重摄取 1~1.2 克蛋白质。

（2）摄取充足的能量,以保证蛋白质有效发挥作用。每天每千克体重需要 30~35 千卡的能量。

（3）应少食动物内脏、动物油脂等。

（4）严格控制钠、钾、磷盐的摄入。每天可进食钠盐 5 克左右,如有严重高血压或水肿,应限制在 3 克 / 天。血透患者血钾易升高。高血钾可导致严重的心律失常,甚至心搏骤停,应避免进食高钾食品（如花生米、芝麻、竹笋、蘑菇、木耳、香蕉、动物肝脏等）。应多食高钙、低磷的食品,蛋黄、动物内脏、骨髓、坚果含磷较多,应避免多食。

（5）严格控制饮水量。保证透析期间体重增加少于 3千克。如果进水过多,可能会出现心力衰竭、高血压、急性肺水肿,甚至死亡。如果一次大量超滤,又会出现低血压、呕吐、

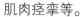

肌肉痉挛等。

（6）避免浓茶、浓咖啡。

3. 合并糖尿病视网膜病变的患者饮食

就目前的证据，尚不能做出明确的糖尿病视网膜病变营养治疗推荐。具有抗氧化损伤作用的微量营养素，如类胡萝卜素、叶黄素、B 族维生素、维生素 C、维生素 E、锌、镁、铬、硒等对晶状体氧化损伤具有保护作用，但缺乏以临床结局为指标的随机对照研究证据。

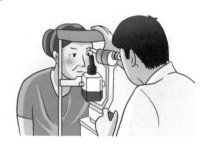

4. 合并肝功能损害的糖尿病患者饮食

有些糖尿病患者同时合并有慢性肝炎或其他肝疾病，尤其我国是乙型肝炎的发病大国，合并肝硬化的患者很多，

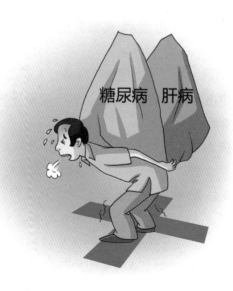

饮食上就要更加注意。

（1）仍要坚持糖尿病饮食治疗的黄金法则，选用高质量的优质蛋白质，同时注意限制油脂。尽量选用鸡、鱼、瘦肉、禽蛋、豆制品作为蛋白质来源。

（2）在总能量的范围内，保证摄入充足的复合碳水化合物。

（3）选用新鲜蔬菜和低能量水果，增加水分，促进胆汁的稀释和排泄，加速废物排泄。

（4）忌食强烈刺激性食品及调味品，不食用过酸、辛辣及怪味食物；不吃霉变或含较多防腐剂、色素的食品。

（5）绝对禁饮酒（包括药酒）。

（6）注意食物的烹调方法，以细、软食物为主。

（7）多选用易消化、吸收的食物，少食多餐。

（8）发生肝硬化时，食物要注意细、软，避免坚硬粗糙，粗粮主食应少用。可吃牛奶、烂面条、麦片粥、小馄饨、馒头、发糕等；蔬菜可切成菜泥；肉类要炒得嫩一些，以肉末为好。

（9）如果发生了肝腹水，需要更加严格地限制钠（食盐）的摄入。

（10）如果发生了肝性脑病（肝昏迷），要严格限制动物性蛋白质的摄入，用适量豆制品提供一定量蛋白质，热能以碳水化合物为主。

糖尿病患者的肝脏相关并发症常见非酒精性脂肪肝。糖尿病合并非酒精性脂肪肝的患者调整碳水化合物及脂肪摄入种类及总量，并进行适当锻炼，降低体重后，胰岛素敏感性得到改善，肝脏的各项指标也可得到改善。

对于存在肝硬化失代偿或肝性脑病的患者，营养摄入量不足时，可给予富含支链氨基酸的肠内营养制剂。

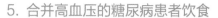

5. 合并高血压的糖尿病患者饮食

（1）限制食盐摄入：许多高血压患者通过限制饮食中的食盐量而使血压下降。如果患者还伴有肥胖，就应当首先减肥，体重下降也有利于血压控制。食盐摄入过多除了引起高血压外，还可能对抗降血压药物的作用，因此患者必须在坚持糖尿病饮食治疗黄金法则的同时，进一步限制盐的摄入。

★ 限制烹调用盐，每天总摄入量不超过 5 克。严重的糖尿病合并高血压患者采用无盐饮食。

★ 避免所有含盐量高的食品。除常见的各种盐外，还要注意以下食品含盐量也较高：浓肉汁、调味汁、方便面的汤料；所有腌制品、熏干制品、咸菜、酱菜；罐头制品的肉、鱼、蔬菜等；外卖油炸食品，如比萨饼、薯条等；香肠、火腿等熟食。此外，酱油也不能摄入过多，6 毫升酱油约等于 1 克盐的量。

（2）补充膳食钙质可能有益于降血压。

6. 合并糖尿病神经病变的患者饮食

研究表明，吸烟和酗酒对糖尿病神经病变有引发和促发作用。因此，合并糖尿病神经病变的患者需戒烟、限酒，坚持糖尿病饮食原则，把血糖控制好。

7. 合并血脂代谢紊乱的糖尿病患者饮食注意事项

糖尿病合并血脂代谢紊乱的患者应优化饮食结构。

（1）控制总能量的摄入，以减轻体重。

（2）减少脂肪总量的摄入，如少吃坚果类食物，采用蒸、煮、炖、熬、凉拌等少油的烹调方法，每天烹调用植物油不超过 20 克，并尽量减少看不见的脂肪的摄入。

（3）每天膳食中胆固醇摄入量应限制在 200 毫克以内。

（4）多吃新鲜蔬菜，用部分粗粮代替细粮。

（5）增加有调节血脂作用的食物，如洋葱、大蒜、香菇、木耳、海带、魔芋等。

（6）戒烟、限酒。

8. 合并肥胖的糖尿病患者饮食

肥胖患者应严格限制能量的摄入，减少脂肪的摄入量，本着"少吃多动"的原则，逐渐把体重控制在正常范围内。

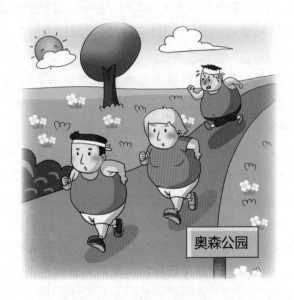

奥森公园

（1）减少热能摄入量，使之可维持正常生理活动，略低于消耗量。减能量应根据患者的肥胖程度和耐受能力而逐渐进行，防止能量骤减导致营养不良的发生，最终目标应该达到 20~25 千卡/千克体重。

（2）在控制能量的基础上，保证营养的需要。

（3）蛋白质的摄入量应能保证健康需要，并且多选用鱼、禽肉、蛋、低脂奶制品、豆制品。

（4）忌用高油脂食品，如肥肉、油炸食品、奶油制品、花生、核桃等，菜肴以蒸、煮、炖、拌等少油制法为佳。

（5）碳水化合物的进量应随热能的降低而逐渐减少，但每天主食量不应低于3两。

（6）多食绿叶和瓜类蔬菜、粗粮，既可饱腹，又能补充无机盐、维生素的不足。

（7）保证三餐平均分配能量。少食多餐可以促进吸收，减少饥饿感，防止发生低血糖。

（8）多饮水可促进脂肪分解和血糖稀释。

9. 合并应激性高血糖的患者饮食

外伤、全身性感染及大手术后，无基础性糖尿病的患者中常发生以胰岛素抵抗为主的糖代谢紊乱，表现为血糖水平的增高，称为应激性高血糖。处在应激性高血糖时期的患者，应在保证营养供给的前提下，尽量食用升高血糖速度慢的食物，如梨、苹果、豌豆、草莓、桃子、黄豆、花生米、凉粉等，做到平衡膳食。

六、　常见饮食误区

误区一：控制主食的摄入就等于饮食控制，饭吃得越少对病情控制越有利。

不少患者只控制主食摄入，认为饭越少越好，甚至连续数年把主食控制在每餐仅吃半两到一两。这会造成两种后果：一是由于主食摄入不足，总能量无法满足机体代谢的需要而导致体内脂肪、蛋白质过量分解，身体消瘦，营养不良，甚至产生饥饿性酮症；另一种是只控制主食量，而对油脂、零食、肉蛋类食物不加控制，每天总能量摄入远远超过控制范围，而且脂肪摄入过多，易引起高脂血症和心血管疾病。

其实，糖尿病治疗首选需要控制摄入食物所产生的总能量与含能量较高的脂肪。粮食中含量较多的复合碳水化合物,粗杂粮中还含有一定量的膳食纤维,升血糖的速率相对较慢,在控制总能量的范围内,可以适当增加摄入量。

误区二:咸的食品或含甜味儿剂的食品不用控制。

部分患者错误地认为,糖尿病就是不吃甜的食物,吃饭要控制,但咸面包、咸饼干以及市场上大量糖尿病专用无糖食品,饥饿时可以用它们充饥,不需控制。

其实,各种面包、饼干都是粮食做的,与米饭、馒头一样,吃下去也会升高血糖。当然,这类食品可以改善单调的口味,提高生活乐趣,但摄入后应计入总能量范围内。

误区三:多吃了食物只要加大口服降糖药剂量就可以消化掉。

一些患者在感到饥饿时,常忍不住多吃饭。此时,他们可能自行加大原来的服药剂量,误认为多吃点降糖药就可以把多吃的食物抵消。

事实上,这样同样加重了胰腺(岛)的负担,还可能引起低血糖及增加药物毒性作用,加重病情。

误区四:饮食控制已非常严格,吃点零食充饥没有关系。

部分糖尿病患者三餐控制比较理想,但由于饥饿或其他原因养成了吃零食(如花生、瓜子、休闲食品等)的习惯。

其实,大多数零食均为含油脂量或能量较高的食品,任意食用同样会增加能量和身体负担,不利于血糖的控制。

误区五:植物油中含有多量不饱和脂肪酸,比动物油要好,因此只要不吃动物油,就不需要限制植物油摄入。

实际上,动物油和植物油都是脂肪,而脂肪是高能量食物。如果不控制脂肪的摄入,就容易超过每天所规定的总能量,使体重增加而影响血糖的控制。因此烹调用油也应计算入量。

误区六:膳食纤维对于控制血糖有利,因此每天只吃粗粮不吃细粮。

膳食纤维有降糖、降脂、通大便的功效,粗粮含有较多的膳食纤维。但是,如果吃太多的粗粮,可能会增加胃肠的负担,影响营养素的吸收,特别是钙、铁和维生素的吸收,长期如此就可能造成营养不良。因此,每天吃 500 克蔬菜和 100 克粗杂粮基本可满足膳食纤维的需要。

误区七:少吃一顿就不用再吃药了。

有些患者为了控制好血糖,自作主张少吃一顿饭,特别是早餐,并认为不吃饭就无需吃药了。

其实,吃药的目的不仅是为了抵消饮食所导致的高血糖,还为了降低体内代谢和其他升高血糖的激素所致的高血糖。不按时吃饭也容易导致餐前低血糖而发生危险;同时,血糖不稳定也可加重病情。因此,糖尿病患者必须按时、规律地用药和吃饭。

误区八:采用胰岛素治疗后饮食就不需要再控制了。

有些患者因口服降糖药物血糖控制不理想而改用胰岛素治疗,认为有了胰岛素就天下太平,不需再费神控制饮食了。

其实,胰岛素治疗的目的也只是为了血糖控制平稳,胰岛素的使用量也必须在饮食固定的基础上才可以调整,如果饮食不控制,血糖会更加不稳定。因此,胰岛素治疗必须配合饮食治疗,一刻也不能放松。

误区九:用尿糖试纸是否变色评价食物是否含糖。

有些患者为了监测所吃的食物,尤其是甜味剂食品是否含糖,将食物溶液滴于尿糖试纸上,发现变色就非常恐惧,认为是高糖。

其实,这种做法只会让您变成惊弓之鸟。因为只要是含糖(包括精制糖、淀粉)的食物,溶解后都会使试纸变色。无糖食品中只是没有蔗糖,其他形式的糖都会使试纸变色。

误区十:对山楂(红果)或流传的降糖食疗偏方期望值过高。

糖尿病饮食治疗的黄金法则告诉我们,一切饮食都要控制在总能量范围内。山楂有软化血管、抗凝的作用,但是同时含有较高量的糖,不加限制就可能影响血糖控制。食疗偏方中的食品如果属于能量高或脂肪量高的仍会影响血糖。因此,选择食物应注重能量和对血糖的影响。

误区十一:吃馒头比吃米饭升血糖更高。

有些患者偶然发现吃馒头后比吃米饭后测的血糖或自测尿糖值高,因而就只吃米饭、不吃馒头,甚至不吃所有面食。

其实,面粉、米饭所含的碳水化合物及其升高血糖的指数非常接近,何况一餐中除了米饭或馒头,还会吃蔬菜、肉类或豆类,这些食物联合作用后,血糖就不会升得那么快或那么高了。

误区十二:不吃糖,但可以多吃些蜂蜜。

有些患者不敢吃糖,就吃一些蜂蜜来代替甜味儿,还听说蜂蜜有助于通大便而治疗便秘。

其实,蜂蜜、蜂王浆中含有较多的葡萄糖和果糖。葡萄糖会升高血糖是没商量的! 因此,糖尿病患者可以用甜味剂代替蔗糖,通利排便可以食用含膳食纤维丰富的蔬菜、全麦食品和纤维素制品等其他方法。

七、 饮食方面的有用技巧

1. 应对饥饿的办法

很多患者经常因为控制进食后,感到饥饿难忍而放弃饮食治疗。

饥饿感是糖尿病患者经常遇到的一种反应。它是糖尿病的一种症状,因为糖尿病而引起,也将因糖尿病病情的好转而减轻或消失。此外,刚开始饮食治疗,食量比原来明显减少了,胃肠道可能会不适应,但是适应几天后饥饿感就会慢慢减轻。

可以采取下述方法来应对饥饿感的发生:

(1)减少细粮摄入,多增加一些纤维食物,如荞麦面、玉米面。例如,荞麦面挂面、绿豆饼干等食品,可作为饥饿感严重时加餐之用。

(2)适当多吃些低能量、高容积的蔬菜,如西红柿、菠菜、黄瓜、大白菜、油菜、豆芽、茄子、韭菜等。

(3)少食多餐:将正餐的主食匀出一小部分作为加餐用,加餐时可选用低热能蔬菜、半两主食或1个鸡蛋(50克)、1杯牛奶(150毫升)等。

(4)心理方法:人的饮食量与饮食习惯有关,在不影响营养基础上的饥饿感,通过一段时间的忍耐适应,是可以缓解的。此外,患者应相信,减少饮食量,并不一定会产生饥饿,不要有事先的饥饿准备。对糖尿病患者,重要的是营养平衡,过量的饮食无疑会给机体有关脏器组织带来负担。

(5)将口味变清淡,吃饭速度放慢,真正做到细嚼慢咽,也有助于降低过于旺盛的食欲。

2. 甜味品的选择

一些糖尿病患者很爱吃甜食,但是甜食大多含糖量丰富,吃了对病情不利。那么如何来解决这个棘手的矛盾呢?不妨试试下述方法:

(1) 在诸多甜味剂中,适合糖尿病患者食用的以"甜叶菊"较好。它虽然不含营养素,但是不提供热能,而且甜度为蔗糖的 400 倍左右,故可选用。

(2) 糖精作为甜味剂可以偶尔食用。但妊娠妇女应禁用。

(3) 桃、梨、菠萝、杨梅、樱桃等甜味水果,可以适量食用。这些水果含有果胶,能增加胰岛素的分泌,延缓葡萄糖吸收。此外,西瓜的碳水化合物含量较低,也可适量食用。

(4) 糖尿病患者应该控制糖摄入,但不可能一点糖也不吃。一般每天食用糖限制在 10 克以下。但是,每个糖尿病患者的情况不一样,患者自己对其规律应有所摸索,包括每天血糖的最低时刻,这是适量进食一些含糖食品的最佳时间。

3. 优质蛋白质的选择

常见富含优质蛋白食物有鸡蛋、鱼、肉类、豆制品和乳制品等。糖尿病患者选择优质蛋白食物的方法:

(1) 每周吃鱼 2~3 次,以深海鱼为主。

(2) 去皮的鸡肉是优质蛋白质的良好来源。

(3) 适量选择低脂肪肉类(包括瘦猪肉和瘦牛、羊肉),每天 100~150 克(2~3 两)。

(4) 每天食用 1 个鸡蛋。

(5) 每天摄入适量的豆制品提供低脂肪、高蛋白的"植

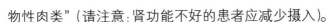

物性肉类"(请注意：肾功能不好的患者应减少摄入)。

(6) 每天喝鲜牛奶或酸奶 250 毫升,最好是低脂奶。

4. 脂肪总摄入量的控制

糖尿病患者需要控制脂肪的总摄入量,可采取下列方法：

(1) 少吃动物油,如牛油、猪油、羊油等。

(2) 烹调时尽量少用植物油,多用煮、炖、氽、蒸、拌、卤等少油的烹调方法,不用油炸、油煎的方法制作食物。

(3) 选择瘦肉,尽量少吃或远离含脂肪较多的白色部分。

(4) 吃鸡肉、鸭肉时,去除外皮和脂肪层。

(5) 仔细阅读食品标签,尽量选用低脂、脱脂奶制品。

(6) 用各种调味料代替油脂,既获得美味又赢得健康。

(7) 少吃坚果类食品,每天坚果的食用量不要超过 50 克。

(8) 少吃奶油类食物,如各种糕点、冰激凌等。

5. 可以降低食物血糖指数的方法

血糖指数越低的食物,越有助于控制血糖。下列方法可以降低食物的血糖指数。

(1) 粗粮代替细粮：从食物血糖指数的概念出发,控制粮食碾磨的精细程度非常关键。以面包为例,白面包的血糖指数为 70,但掺入 75%~80% 大麦粒的面包则为 34。所以,提倡用粗制粉或带碎谷粒制成的面包代替精白面包。

(2) 蔬菜类要合理加工：一般薯类、蔬菜等不要切得太碎或做成泥状,多嚼几下,促进肠道运动,对血糖控制有利。

(3) 增加主食中的蛋白质：普通的小麦面条血糖指数为 81.6,强化了蛋白质的意大利面条为 37,加鸡蛋的小麦面条的血糖指数为 55。饺子是北方常见食物,其蛋白质、纤维含量都高,也是低血糖指数食品。

(4) 急火煮,少加水：食物的软硬、稀稠、颗粒大小对血糖指数都有影响。因此,除了营养治疗的特殊需要外,煮熟谷类不必太长时间。加工时间越长,温度越高,水分越多,淀粉糊化就越好,其血糖指数也越高。

(5)副食中加点醋或柠檬汁:食物经发酵后产生酸性物质,可使整个膳食的血糖指数降低。在副食中加醋或柠檬汁,也是降低血糖指数简便易行的方法。

(6)增加食物中膳食纤维的含量:众所周知,大米饭的血糖指数要高于杂粮粥。因为杂粮所含的膳食纤维的量高于大米,血糖指数自然就低了。

6. 外出进餐或饭店进餐应注意什么

患了糖尿病绝不意味着与正常的美好生活失之交臂,比如社交聚餐。但是患者需要了解自身糖尿病情况和如何按照希望的生活方式去控制它。

当您熟悉了这本书的内容后并加上一点生活实践,您就会拥有这份自信。

(1)饭店进餐或朋友聚餐时仍应尽可能保持原有的饮食习惯,千万不要放松。

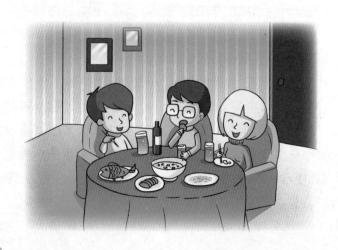

（2）提前准确掌握食物的数量，做到心中有数。

（3）有意识地减少食用高能量、高脂肪的食品，可选择蔬菜来代替。

（4）没有必要感到尴尬，尽量少用酒精类饮品，可用甜味剂饮料或矿泉水代替，并向主人说明。

（5）如果不确定菜肴中是否加糖或是何种食物，可以向主人或侍者问明。

（6）必须饮酒时应注意按照酒类的热能表来适量饮用。**切记，不要过量和（或）空腹饮酒。**

（7）外出用餐时不要忘记携带降糖药物或胰岛素，按时服用或注射。

（8）最好选用清汤，而不要选用淀粉多的稠汤，避免食用淀粉多或裹了面粉与面包渣的食品，必要时可减少相应的主食量。

7. 增加饱腹感的小技巧

（1）餐前饮用一杯白开水。

（2）用餐时，先吃光蔬菜，然后开始吃主食和鱼肉类。

（3）用餐过程持续 20 分钟，时刻提醒自己细嚼慢咽，充分体会食物的味道。

（4）进餐中，根据需要可增加饮水量。

（5）餐后使自己尽快将注意力转到别处，如出门散步，与家人聊天等。

8. 外出旅游期间的进餐安排

（1）短期外出旅游应力求正常时间用药和进餐。

（2）开车旅游时应带一点饼干、点心、新鲜水果，以便在误了进餐时食用。

（3）旅游时应防止因运动量过大发生的低血糖反应，身边准备些"甜食"。

（4）长期外出旅游必然会改变正常的饮食习惯,建议患者预先查清航线和时差,并准备好食品,尽可能保证稳定的饮食生活。

（5）当跨越时区或国家旅行时,应在旅行前同医生、营养师讨论用药和吃饭。不同国家的饮食习惯和食品不同,应学会在新的国家正确选用适合的食品和烹调方式。

9. 轮班工作(三班倒)时的进食安排

轮班工作者进餐和用药的时间应随轮班时间的改变而及时调整。

个人需要和轮班特殊性的极大差别,很难有一个明确的答案,因此患者应当告诉医生自己上班的详细时间,让医生安排正确的用药和进食。应当设法在工作时间内进餐和服药,在晚上同白天一样接受治疗。

牢记一点:**吃降糖药后,尤其是磺脲类降糖药或注射胰岛素后,必须确保正常进餐后再睡觉休息,以防止睡眠中发生低血糖。**

10. 用手称食物

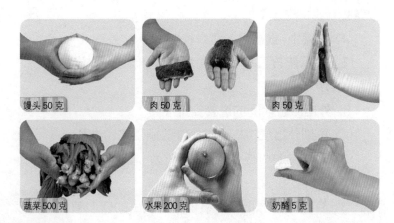

馒头 50 克　　肉 50 克　　肉 50 克
蔬菜 500 克　　水果 200 克　　奶酪 5 克

八、关于保健食品的防范意识

目前，为帮助糖尿病患者控制血糖，除了口服降糖药、胰岛素外，一些具有辅助降糖作用的保健食品也陆续被开发出来。它们大都取自天然食品，没有药物的不良反应，除降糖作用外，还具有很高的营养价值，不但有助于降糖，对预防糖尿病并发症也有帮助。因此，有条件的患者在服用降糖药的同时，可以科学选用能够辅助降糖的保健食品。

糖尿病保健食品可以分为三类：

★ 膳食纤维类：如南瓜茶、富纤饼干等。膳食纤维是一种活性多糖组分，有助于糖尿病患者降糖、降脂，对糖尿病有益。

★ 微量元素类：如微量元素铬、锌、钙、钒等，对控制糖尿病病情有很大作用。特别是铬，作为胰岛素正常工作不可缺的一种元素，参与人体糖、脂代谢，维持正常的血糖水平。铬摄入量不足会导致糖耐量降低，动脉粥样硬化，管壁失去弹性，管腔变窄，甚至阻塞。锌能增加胰岛素的活性。钙则能降低血糖，并有降血脂作用，对于高血压也有一定疗效。

★ 无糖食品：如无糖的酥糖、饮料等。无糖类保健食品不能调节血糖，但能改善高血糖患者的口味，让他们尝尝甜的滋味，提高生活质量。需要注意的是，无糖类保健品只是不含蔗糖，其所含的其他甜味剂（如糖精等）同样能提供少许能量，如果吃得过多也会影响血糖。

很多糖尿病患者盲目地认为保健品能够治疗糖尿病。有些不良商家宣称糖尿病患者不用终身服药，其实是在有辅助降血糖功能的产品中非法添加药物，比如二甲双胍、格列苯脲等，严重危害公众健康。还有些降糖保健食品的广告，宣称"糖尿病能够彻底治愈"、"糖尿病患者不用终身服药"、

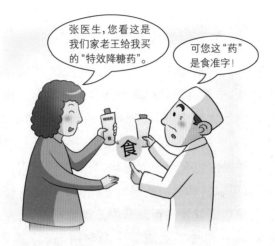

"糖尿病患者不用再控制饮食"、"祖传秘方能治糖尿病"等，其实这些都是非法宣传、夸大疗效的典型，糖尿病患者千万不能轻信。对于保健品，要提高防范意识。

为避免落入违法保健食品的"陷阱"，糖尿病患者在购买保健食品时，应当从以下几个方面加以辨别：

★ 看批准文号，并通过国家食品药品监督管理局网站搜索该批号，核对产品真假。

★ 健字号和食字号的产品不能宣传疗效和适应证，否则就是虚假宣传。

★ 警惕用"百分百根治"、"绝不复发"等绝对化语言的夸大宣传。

★ 若某产品号称有某权威机构认证，患者可以上网搜索是否存在这个相关机构。国家规定，医药广告不能假借国家机关名义，也不能利用医生或患者的形象做证明。

★ 若有"某某院士强烈推荐"，肯定是虚假广告，因为中国科学院和中国工程院明令禁止院士代言产品。

★ 能辅助降血糖的保健品要经过临床验证，观察效果。

最后,糖尿病患者们还必须牢记一点,**糖尿病是一种需要终身治疗的慢性疾病,任何形式的保健品都只是食品的一种,不能治愈糖尿病,更不能代替药品。**它作为食品的一个种类,具有一般食品的共性,能调节人体的功能,适用于特定人群,但不能以治疗疾病为目的。

本章小结

健康饮食的正确与否直接关系到防治糖尿病的措施是否成功。因此每位糖尿病患者都应该把合理控制饮食作为向疾病做斗争的重要手段,认真掌握,不可忽视!而且要终身坚持!

糖尿病健康饮食的十大要点:

★ 计算得出一天饮食所需的总能量和食品交换单位。

★ 粗略了解常见食物的性质及其生、熟的重量。

★ 进食必须定时、定量、定餐。

★ 利用食品交换份,制订富于变化的菜单。

★ 菜肴口味尽量清淡。

★ 酒、零食也要计算在一天的总能量范围内。

★ 外出用餐时,量不要过多,不可偏食,避免只吃一道菜或一碗面。

★ 不要受别人的影响,应始终执行自己日常的饮食计划。

★ 规律的生活习惯是最好的治疗方法。

★ 鼓励亲人、朋友都来关心并保证您完成健康饮食计划。

笔记

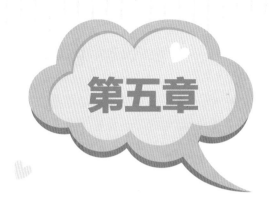

第五章

科学运动

　　所有人都对我说运动对身体好，尤其对像我这样的2型糖尿病患者更是有益。可是，运动对糖尿病治疗到底有什么好处呢？而且，在我决定运动之前是否需要做什么准备呢？什么时间适合运动？要选择什么运动方式？运动多长时间？如果运动不当，对我会产生怎样的伤害？对于我这样的糖尿病患者，是否有什么运动技巧呢？……一系列的问题总是盘旋于脑海中，让我不知所措，既想参加运动，又有很多顾虑……

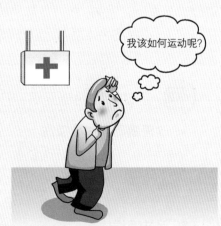

我该如何运动呢？

可能遇到的困难或问题

★ 运动疗法对糖尿病治疗有什么价值？

★ 运动之前是否要咨询医生？

★ 什么情况适合运动？什么情况不适合运动？

★ 如何正确运动？

★ 在运动时需要注意哪些问题？

★ 需要掌握哪些运动方面的技巧？

应该掌握的知识和技巧

俗话说"生命在于运动"，阳光、空气、水和运动是健康的法宝。随着现在物质生活水平的不断提高，运动不足成了内脏脂肪堆积、肥胖和糖尿病发病率显著增加的一个重要影响因素。而且，长期以来运动治疗也被认定是糖尿病的基础治疗方法之一。所以，保持有规律的运动不仅能强身健体、使心情愉悦、提高生活质量，还能降低 2 型糖尿病的发病率，减少和推迟糖尿病慢性并发症的发生和发展。

 一、运动疗法对糖尿病治疗的价值

1. 改善胰岛素的敏感性

经常并且有规律的运动会增加机体内能量的消耗，从而增加骨骼肌细胞摄取葡萄糖，增强细胞对胰岛素的应用，促使胰腺细胞分泌胰岛素，改善胰岛素的敏感性。

2. 保持理想体重

经常并且有规律的运动可以加速体内脂肪分解，减少脂肪堆积,从而减轻超重或肥胖患者的体重。同时,对于体重正常或偏瘦的患者来说,长期坚持运动也是使体重控制在正常范围内的重要措施。除此之外,运动可能会促进身体脂肪重新分布,尤其是可以改善腹部脂肪对胰岛素敏感性的影响。

3. 改善各项代谢指标

经常并且有规律的运动可以改善脂代谢异常,提高骨骼肌脂蛋白酶的活性,降低甘油三酯、胆固醇和低密度脂蛋白的水平,提高高密度脂蛋白水平,从而减少心脑血管疾病发生的危险因素,在一定程度上减少动脉粥样硬化和冠心病的发生。除此之外,有规律的运动可以对伴有轻中度高血压的糖尿病患者起到降低血压的作用。

4. 改善机体各系统的功能

经常并且有规律的运动可以增加肺活量、改善肺功能,减少呼吸道感染的机会,提高机体抵抗疾病的能力;可以加快血液循环,改善心脏和血管舒缩功能,加强心肌收缩力及冠状动脉供血量;可以提高抗凝血因子的活性,防止血栓形成,降低患心脏病、脑卒中的危险;可以锻炼骨骼,减轻骨质疏松,降低骨折的发生率;还可以增加胃肠蠕动,保持大便通畅,改善消化功能。

5. 改善心理状态

经常并且有规律的运动可以解除精神紧张,缓解大脑疲劳,使心情愉悦,使患者消除对疾病的焦虑及精神负担,增加治疗信心。

二、运动前咨询医生,制订个体化运动方案

运动固然有许多益处,但是,运动也是因人而异的,应

该在医生或者专业人士的指导下，按照患者自身病情选择适合的运动项目和运动量，这样才能取得事半功倍的效果。

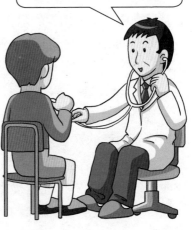

运动前一定要做个全面的检查，评估一下您身体的情况是否适合运动。

年龄>35岁的患者，运动之前应该先筛查有无潜在的、无症状的冠状动脉疾病；进行眼底检查，了解有无增殖期视网膜病变；检测微量白蛋白尿、周围神经和自主神经病变。

三、运动疗法的适应证与禁忌证

1. 适合运动的人群

稳定的1型糖尿病患者；2型糖尿病患者，特别是肥胖的2型糖尿病患者；妊娠期糖尿病患者；糖耐量异常及糖尿病高危人群。

2. 暂时不适合运动的人群

（1）病情控制不佳：血糖很高（>16.7毫摩尔/升）或者血糖波动很明显的患者。这类患者在血糖没有得到很好控制之前不宜参加运动。

（2）近期有明显眼底出血、视网膜剥离及青光眼的患者，应该在病情控制后再参加运动。

（3）有糖尿病肾病，尿中有蛋白、红细胞及管型者，应减小运动量。

（4）血压明显升高（>180/110毫米汞柱）时应暂停运动。

（5）有严重的心律失常、心功能不全，轻度活动即发生心绞痛，或者 4 周内有新发心肌梗死的患者，应停止运动。

（6）有明显糖尿病神经病变，影响四肢、肌肉的感觉和运动的患者，必须在有效的保护和监测下进行运动。

（7）糖尿病足病患者必须进行评估，根据结果进行适量运动，严重者不宜运动。

（8）有糖尿病急性并发症的患者不适合运动，包括急性感染、酮症酸中毒、高渗性昏迷等。

（9）严重肺气肿通气 / 换气障碍、肝肾功能不全的患者不宜运动。

（10）新近发生过血栓、经常有脑供血不足的患者不适合运动。

（11）妊娠、腹泻、呕吐、不能进食、有低血糖危险以及血糖太高、胰岛素用量太大、病情易波动的患者，应慎用或禁用运动疗法。

3. 禁止剧烈运动的人群

存在以下情况者禁止剧烈运动：

（1）血压：收缩压经常超过 200 毫米汞柱，或者舒张压经常超过 100 毫米汞柱。

（2）自主神经病变：这类患者常出现体位性低血压。

（3）末梢神经病变：这类患者足部感觉不敏感，剧烈运动易损伤足部，易造成严重后果。

（4）有增殖性视网膜病变或有血管瘤：这类患者要避免举重、低头位运动、头部剧烈震动等。

（5）存在心肌梗死、心绞痛、充血性心力衰竭、间歇性跛行，经常有一过性脑缺血发作。

（6）糖尿病肾病，有严重的肾衰竭。

（7）有酮症酸中毒、活动性肺结核。

（8）并发严重感染。

（9）有严重脑血管病变及晶体浑浊或有较严重的白内障。

四、运动方法推荐

运动方法多种多样，其选择应该因人而异、循序渐进。首先让身体慢慢适应运动，再逐渐将一种或者多种运动方式培养成自己的生活习惯。

1. 选择合适的运动时间

对于糖尿病患者来说，为了使自身血糖控制得更加稳定，应该选择一个每天相对固定的时间段进行运动。一般建议餐后 1 小时运动最佳，可以预防低血糖的发生。

需要注意的是，不同的患者会有特殊的情况：有些患者有"黎明现象"，即在早餐前往往血糖增高，这些患者可以选择在早餐前运动。有些患者由于工作时间和生活习惯的原

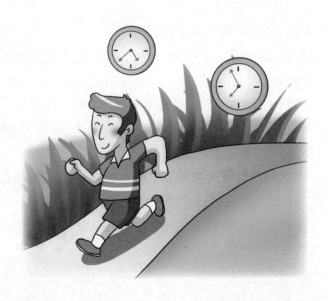

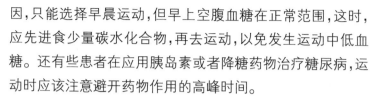

因,只能选择早晨运动,但早上空腹血糖在正常范围,这时,应先进食少量碳水化合物,再去运动,以免发生运动中低血糖。还有些患者在应用胰岛素或者降糖药物治疗糖尿病,运动时应该注意避开药物作用的高峰时间。

2. 选择合适的运动频率

通常每周 3~5 次;单纯饮食治疗的 2 型糖尿病患者,每周至少运动 5 次;正在接受胰岛素或者口服降糖药物治疗的患者,最好每天定时运动,以利于血糖控制及调整药物剂量;肥胖的患者,若运动强度不够大,可以增加运动次数(甚至每天 2 次),以减轻体重。

每次运动时,患者可先运动 5~10 分钟,若感觉良好,再逐渐增加。一般情况下,中等强度的运动以 20~30 分钟为最佳,低强度的运动可延续至 45~60 分钟,但不应超过 1 小时。若患者在运动过程中出现头晕、胸闷、大汗、面色苍白等现象,应立即停止。

3. 选择合适的运动强度

一般运动应该从低等强度开始,逐渐进入中等强度。可以通过计算脉率来确定运动强度,即运动中的脉率(次 / 分)=170- 年龄。例如,一名 60 岁女性患者,达到中等运动强度的脉率为:170- 年龄 =170-60=110 次 / 分。

另外有一种谈话实验法可用于简单判定运动是否达到中等强度,即在运动过程中要微微气喘但还能与同伴正常交谈,就是合适的中等运动强度。一点都不喘说明强度太低;上气不接下气,不能与同伴正常交谈说明运动强度过大。

4. 选择合适的运动量

运动量是否合适对运动疗法的效果影响很大。

(1)运动量恰到好处的标准:运动后,自感轻度呼吸急促,周身微热,面色微红,津津小汗,轻松愉快,有食欲,睡眠良好,虽稍感疲乏、肌肉酸痛,但休息后可消失,次日体力充沛,有运动愿望。

(2)运动量过大的表现:运动后自感大汗,头晕眼花,气短胸闷,非常疲乏,脉率在停止运动后5分钟尚未恢复,次日周身乏力,无运动愿望。

(3)运动量不足的表现:运动始终保持在"面不改色、心不跳"的程度,即运动后无发热感、无汗、脉搏无变化或在2分钟内恢复。

患者可在不同的运动中记录自己的感觉和运动时间,以确定适合自己的运动项目、运动量和运动强度。

5. 选择合适的运动项目

(1)散步

★ 普通散步法:每分钟60~90步,每次20~30分钟。此种散步适宜糖尿病老年患者及妊娠期糖尿病患者。

★ 快速散步法:每分钟90~120步,每次20~30分钟。此种散步适宜糖尿病中老年患者。

★ 摆臂散步法:每分钟90~120步,每次20~30分钟;也可以每分钟60~90步,每次30~40分钟。步行时两臂用力前后摆动,可增加肩关节、肘关节、胸廓等部位的活动。此种散步适宜糖尿病病情稳定的中老年患者。

★ 摩腹散步法:每次20~30分钟。轻松的散步及柔和的腹部按摩,有助于防治消化不良和胃肠道疾病。此种散步适宜糖尿病老年患者。

★ 扭体散步法:每次30~40分钟,一边扭动身体,同时活动腰腿。此种散步适宜糖尿病中老年患者。

(2)慢跑:刚开始练习跑步的体弱者可以进行短距离慢

跑,从 50 米开始,逐渐增至 100 米、150 米、200 米,速度一般为 100 米 /40 秒 ~100 米 /30 秒。慢跑比较适宜较年轻、身体条件好、无心血管疾病,并且有一定锻炼基础的糖尿病患者。由于慢跑会使下肢关节受力较大,易引起膝关节和踝关节疼痛,所以,慢跑时间不宜过长。

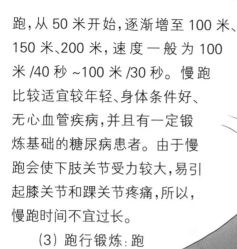

(3)跑行锻炼:跑 30 秒,步行 60 秒,以减轻心脏负担,这样反复跑行 20~30 次,总时间为 30~45 分钟。这种跑行锻炼适用于心肺功能较差的糖尿病患者,可每天 1 次或隔天 1 次;年龄稍大者可每隔 2~3 天跑 1 次,每次 20~30 分钟。

(4)游泳:对普通游泳爱好者来说,最为简便的方法是根据脉搏变化的情况衡量运动量的大小。游泳后,脉搏频率达到每分钟 120~140 次,此次锻炼的运动量为大运动量;脉搏频率为每分钟 90~110 次,为中等运动量;脉搏变化不大,增加的次数在 10 次以内,则为小运动量。选择游泳锻炼的运动量时,要因人而异,量力而行。游泳前,要到医院检查足部感觉神经,以确保不存在神经损伤;游泳时,要佩戴泳镜,防止眼部感染;游泳后,要注意检查全身皮肤,如果发红、破溃或有其他异常情况,要及时到医院就诊。

还有其他一些有氧运动可供患者根据自己的喜好进行选择,如打太极拳、跳舞、跳绳、骑自行车、划船、踢毽子、打乒乓球、爬山等。

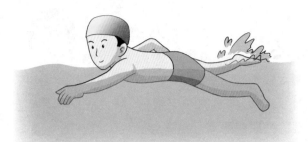

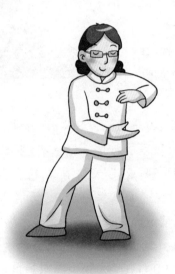

五、运动疗法的注意事项

1. 运动前

（1）做心肺功能检查。

（2）做糖尿病方面的检查：当血糖 >14~16 毫摩尔 / 升时,不可运动;血糖 <5.6 毫摩尔 / 升时,应加餐后再酌情运动。

（3）运动前如果需注射胰岛素,宜选择腹部注射。

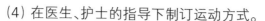

（4）在医生、护士的指导下制订运动方式。

（5）选择宽松吸汗的棉线衣服、大小适中的鞋子和松口的棉线袜。

（6）选择环境好且安全的运动场地；天气不好时选择室内运动。

（7）运动前先做 5~10 分钟低强度有氧热身运动，将肌肉伸展开，以免拉伤。

2. 运动中

（1）随身携带糖块、饼干等，以防止发生意外或在发生低血糖反应时及时处理。

（2）运动中，注意补充水分。无法随身携带时，可在运动前后各饮用一杯。

（3）随身携带糖尿病患者急救卡片。

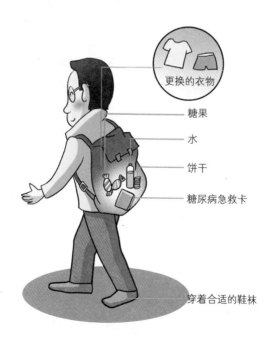

更换的衣物

糖果

水

饼干

糖尿病急救卡

穿着合适的鞋袜

（4）运动中若出现乏力、头晕、心慌、胸闷、出虚汗等不适，应立即停止运动，原地休息，若休息后仍不缓解，应及时就医。

3. 运动后

（1）立即更换汗湿的衣服，以防感冒。

（2）做好运动记录，监测血糖的变化。

（3）运动结束后仔细检查双脚，若发现红肿、青紫、水泡、血泡、感染等，应及时请医生或专业护士根据情况进行运动处方相应调整。

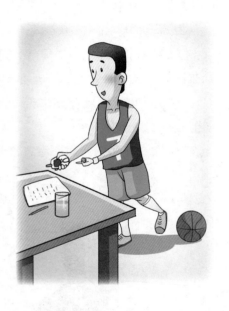

（4）在运动即将结束时，应做 5~10 分钟的恢复整理运动，如弯弯腰、踢踢腿等，使心率逐渐恢复至运动前水平后再坐下休息，不应该突然停止运动。

六、 合并慢性并发症患者的运动技巧

合并慢性并发症的患者不能参加剧烈运动，需要选择简单可行的运动方案，以改善和维持骨骼肌和关节的功能，并且运动强度应从低等强度开始。

1. 糖尿病伴高血压

一次急剧高等强度的运动可以使血压升高，所以，糖尿病伴高血压的患者在选择运动方案时，必须限制运动强度。

血压≥180/120毫米汞柱,表示血压未被控制,应该列为运动禁忌;血压控制在≤160/100毫米汞柱时,建议在运动医学或康复医学专业人员的监督下进行放松训练(如太极拳、瑜伽等)和有氧运动(如散步、骑自行车、游泳等)。运动强度应为低到中等,避免憋气运动或高等强度的运动,防止血压过度升高。一周进行大于4天的运动,以每天都进行运动为最佳,每次运动时间不少于30分钟或一天中的运动时间累加达到30分钟亦可。

2. 合并冠心病

对于糖尿病合并冠心病的患者,适当、规律的运动比单纯药物治疗有更好的疗效,有利于增强胰岛素敏感性、减低胰岛素抵抗,从而改善糖代谢异常,降低血糖;同时,有利于促使冠状动脉侧支循环开放,改善心肌供血和心肌功能,避免长期过度地安静卧床所造成的静脉血栓形成、骨骼肌萎缩、肌力低下等负面影响。推荐以较低的运动强度长期进行锻炼,持续时间、频率因人而异,一般每次20~45分钟,最长不超过1小时,每周3~4次。运动过程应该循序渐进,运动形式应选用节律比较缓慢,能使上、下肢适当活动的项目,如太极拳、步行、骑自行车等,不宜进行强度过大、速度过快的剧烈运动,尤其不应参加激烈的竞技运动。

3. 合并周围血管病变

糖尿病患者常伴有血管硬化甚至闭塞,引起下肢局部疼痛,行走时易发生间歇性跛行,故建议进行间歇性锻炼。最佳选择是"走路-休息-走路"的运动方式,即行走3分钟后,休息1分钟,然后再走3分钟。行走的距离和时间的设计应以不发生疼痛为前提。一般建议采用低等强度运动,避免高等强度运动导致局部充血,疼痛增加。

4. 合并视网膜病变

建议有增殖性视网膜病变、增殖前期视网膜病变、黄斑变性的糖尿病患者在开始运动前,进行细致的眼科筛查,并在专业人员的监督下运动。可选择骑自行车、游泳、散步或快步行走等运动项目;不推荐举重,还应该避免头部低于腰部水平的运动,切忌潜水。剧烈运动有可能引起视网膜脱离。

5. 糖尿病肾病

适当的运动对降低糖尿病肾病患者尿微量白蛋白有积极作用。选择运动项目、运动时间取决于肾脏损害的程度。高等强度的运动可加重蛋白尿,减少肾血流量,故应避免。终末期肾病患者常伴有有效通气量降低,开始运动时宜采用低等强度运动或间歇运动。推荐的运动项目为快步行走、游泳、骑自行车或健身操等。运动后应注意监测血压,定期进行尿检,关注肾功能、电解质和酸碱平衡。

6. 糖尿病足病

糖尿病患者在平时及运动的时候,最好穿比较宽松的鞋和吸汗性好的袜子,每天检查自己的脚是否受伤,及时清洗。有足癣的糖尿病患者,一定要及时治疗足癣,防止运动时出汗多、足部潮湿而加重病情。一些公园和小区有用石子铺成的路,对于正常人来说,在石子路上走可以达到足底按摩、改善血液循环的作用;但是对于糖尿病患者,尤其是有神经血管病变的患者,脱了鞋在上面走路有可能造成足部的外伤,如果外伤未及时治愈,逐渐发展可以导致足部溃疡或坏疽,甚至可能有截肢的危险。所以,对糖尿病足病患者,科学的运动方式非常重要。要穿合适的鞋,防止足部的挤压或磨伤;不要光脚在地上走,防止脚部的外伤;运动后洗脚时,不要用过热的水,防止足部烫伤等,保证既达到运动治疗的目的,又避免脚部的受伤。

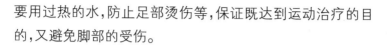

七、运动疗法的技巧

1. 生活中,运动无处不在

(1)在家,体会劳动乐趣:在家时,要避免久坐于电视机前,应该不时地走动,可以做一些家务活,如扫地、拖地、擦桌子、将散乱的居家用品归置整齐等一些简单的劳动。

(2)外出,增加步行机会:外出时,能爬楼梯就应该尽量不乘电梯;能步行到达就应该尽量不乘坐公交车;需开车外出时,可以选择距离较远一点儿的停车位,再步行至目的地。

(3)工作,避免久坐不动:工作中,应该避免长时间坐在电脑前不动,给自己创造一些"走动"的机会。例如,可以使用小点的杯子,经常到饮水机前接水;在需要和同事沟通时,避免用手边的电话,可以走到同事的工位进行交流等。

2. 选择自己喜欢的运行项目,循序渐进

(1)坚持运动靠培养:既然运动有这么多好处,患者们更应该动起来。选择一种或几种自己比较感兴趣的运动方式,采用循序渐进的办法使自己的身体适应运动,将其培养成自己的生活习惯。这样,就不会觉得运动很难坚持了。

(2)运动强度因人而异:并非高等强度的运动优于低等强度的运动,要结合自身的情况,选择适合自己的运动强度。

3. 运动过程中注意药物的调整

运动可以增加胰岛素的敏感性和肌肉对葡萄糖的摄

取、利用,从而影响血糖水平。因此,运动治疗过程中应对治疗药物进行相应的调整。

(1)胰岛素的调整:由于不同患者的生活方式、精神状态、治疗方案、运动方式、运动强度、运动时间以及对胰岛素的敏感性存在个体差异,所以很难有一个标准的模式来决定患者在运动治疗过程中调整胰岛素的方法、剂量、剂型。

通常情况下,糖尿病患者经过运动治疗后胰岛素使用剂量都会减少。胰岛素的调整应严格遵循个体化的原则,综合衡量既往胰岛素的使用情况、目前血糖水平以及对饮食和运动的反应进行调整。

胰岛素剂量调整原则以防止低血糖事件为主,遵循"由大剂量至小剂量","由粗调至细调"的调整方法。

(2)口服降糖药的调整:糖尿病患者口服降糖药的调整原则与胰岛素的调整相符。口服降糖药对血糖的影响与降糖药物类型以及患者的血糖水平、运动方式、运动时间和运动强度有很大的关系。所以,应该综合考虑降糖药的类型、服用方法、剂量,饮食和运动水平,根据患者血糖监测的结果做出调整决定。

★ 磺脲类降糖药:这类降糖药促使胰岛 β 细胞释放胰岛素而降低血糖。服用这类降糖药的患者,在漏餐、长时间运动或剧烈运动时要考虑发生低血糖的可能性。格列吡嗪控释片引起低血糖的可能性比格列苯脲引起低血糖的可能性要低。

★ 格列奈类降糖药:这类降糖药也能促进胰岛 β 细胞释放胰岛素,但其机制与磺脲类药物不同,作用时间比较短,具有血糖依赖性。这类药仍然有引起低血糖的可能,所以,

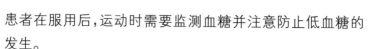

患者在服用后,运动时需要监测血糖并注意防止低血糖的发生。

★　双胍类降糖药:对于肝功能受损或饮酒的糖尿病患者,服用二甲双胍后在运动时肝糖输出会减少,有诱发低血糖的可能。

★　α-糖苷酶抑制剂类降糖药:对于服用阿卡波糖的糖尿病患者,运动治疗能明显改善血糖控制和减少心血管事件的发生。目前还没有单用阿卡波糖合并运动治疗糖尿病,发生低血糖的报道;但阿卡波糖联合胰岛素或其他降糖药物时有发生低血糖的可能。

★　其他:对于胰高血糖素肽-1类似物、二肽基肽酶IV抑制剂及其他非促泌剂类型的口服降糖药的研究还很少,目前还没有证据显示服用这些药物的患者在运动治疗中会出现低血糖事件及需要调整药物剂量。

4. 运动并发症的处理

常见的运动并发症包括运动损伤、糖尿病相关并发症的加重、心脑血管事件、意外伤害事件等。

（1）发生运动并发症的原因

★　主要原则掌握不当:①未进行运动前试验评估,运动目的不清楚;②运动适应证或禁忌证掌握不当;③药物与运动配合不当;④饮食与运动配合不当;⑤运动前血糖较低等。

★　运动治疗处方不当:①运动方式选择不当,动作难度过大或节奏过快、过度使用某块肌肉、动作不正确等;②运动强度选择不当,进行了超过身体耐受能力的过量运动;③运动时间选择不当,如空腹运动、在身体疲劳时运动、在身体有感染或其他急性病时运动;④运动间隔过短,如每天进行大强度的抗阻力训练,不利于肌肉的恢复。

★ 运动准备不充分:①鞋袜穿着不适宜,导致皮肤破损;②热身运动不充分,这是造成运动损伤的主要原因;③运动后未做整理运动。

★ 运动意外事故:①场地因素,如水泥地面、地板不平坦、地板过滑或有障碍物等;②运动时注意力不集中,或同伴间的安全距离过短等;③患者对潜在的心脑血管硬化认识不足,运动过程过度兴奋,忘记歇息,致使运动量过大,容易发生心脑血管意外事件;④气候因素,如气温过高或过低;⑤器械有磨损、松动等安全隐患。

(2) 运动并发症的处理

1) 糖尿病及并发症加重的处理

★ 现场处理:首先立即停止运动,根据不同并发症做相应的处理。例如,冠心病心绞痛发作,可先服用硝酸甘油;血压显著升高,可先给予硝苯地平舌下含服;心跳呼吸停止,应立即进行心肺复苏,并及时呼叫救护车送至医院处理。

★ 预防措施:患者应经常参与正规机构举办的糖尿病健康教育,运动前对自身进行体检并评估运动风险。

2) 低血糖反应的处理

★ 现场处理:应立即进食含 10~15 克碳水化合物的食物,15 分钟后血糖如果仍低于 3.9 毫摩尔 / 升,再进食同等量的食物。进食后未能纠正的严重低血糖患者,应立即送到医院抢救。

★ 预防措施:运动前、后以及运动中每隔 30 分钟检测血糖,及时发现低血糖;了解并学习低血糖的紧急处理方式;运动中低血糖的发生与运动前的血糖有关系,如果运动前血

糖 <5.6 毫摩尔 / 升,应进食碳水化合物后再开始运动;如果进行长时间的运动,可以在运动过程中进食吸收缓慢的碳水化合物,以预防低血糖的发生;如果睡前血糖 <7.0 毫摩尔 / 升,预示夜间可能会发生低血糖,建议睡前进食一定量的碳水化合物。

3) 运动创伤的处理

★ 现场处理:轻度运动损伤,遵循 RICE 原则进行急救处理:R（Rest,休息）,受伤部位立即停止运动,充分休息;I（Ice,冰敷）,将冰袋用毛巾包裹后置于受伤部位,使血管收缩,减少肿胀、疼痛及痉挛,缩短康复时间;C（Compression,压迫）,以弹性绷带包扎于受伤部位,减少内部出血;E（Elevation,抬高）,尽可能在伤后 24 小时内持续抬高伤处（高于心脏部位）以减少血液循环至伤部,避免肿胀。如果运动损伤引起活动障碍,或者有严重创伤,如骨折、利器伤、头颅外伤等,应及时送医院处理。例如,对于肌肉拉伤、关节扭伤,可进行冷冻加压包扎;若发生骨折,应先固定,再送医院;头部碰撞后,先止血、加压包扎等,再送医院处理。

★ 预防措施:运动前进行热身运动,可以减少肌肉拉伤及关节扭伤的发生;有关节病变的患者运动时带上关节保护带（护膝、护腕、护腰带）;穿舒适的运动鞋,禁止穿皮鞋、高跟鞋进行运动;老年患者应避免运动量过大、过猛的剧烈运动。

4) 运动意外事故的处理

★ 现场紧急处理:利器刺伤出血,应迅速包扎止血后送医院处理;运动引起颈椎、腰椎脱位,应立即呼叫急救中心出诊,切不可随意搬动患者,以免引起二次伤害。

★ 预防措施:选择在平坦而有一定弹性的木地板、塑胶地板或草地上运动,尽量避免在水泥地上运动;注意力集中;锻炼前检查健身器械的稳定性。

本章小结

生命在于运动。坚持运动是一件有益于身心健康的事,对于2型糖尿病患者更是如此。学习、掌握合理运动的原则、方法以及对运动并发症的处理,让我们的运动更加科学,让科学的运动帮助我们更好地控制糖尿病!

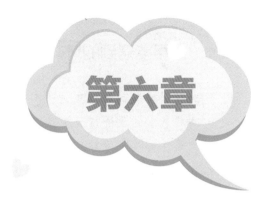

规律监测

作为一个 2 型糖尿病患者，我以前一直认为监测血糖没什么太大的作用，只是测测而已，又不能帮助降低血糖、治好我的病，没必要天天监测。再说了，只要身体没明显的不舒服，血糖应该就没啥大问题吧。后来，门诊的医生亲口告诉我说，其实血糖过高或者过低，都不一定有症状，凭感觉来决定是否监测血糖是糖尿病患者最常见的误区之一。看来在自我管理中的规律监测方面，我还有很多知识和技巧需要去掌握！

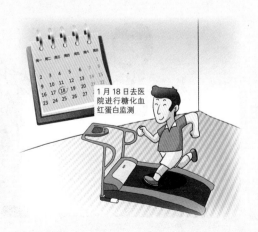

1 月 18 日去医院进行糖化血红蛋白监测

可能遇到的困难或问题

★ 为什么要监测血糖?

★ 哪些患者需要进行血糖监测?

★ 需要在哪些时段监测血糖?

★ 如何正确自我监测血糖?

★ 在监测血糖的同时需要注意哪些问题?

★ 还要监测哪些危险因素?

应该掌握的知识和技巧

一、监测血糖的意义

自我血糖监测(SMBG)是指糖尿病患者在家中开展的血糖监测,用以了解血糖的控制水平和波动情况。它是糖尿病病情监测的重要手段之一。

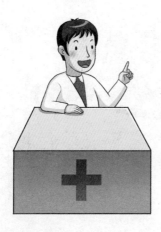
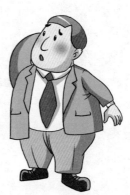

糖尿病患者进行自我血糖监测有以下几项益处：

★ 可以有效地了解自身血糖控制的水平及血糖变化的影响因素。

★ 可监控病情的变化及治疗效果，有助于医生制订和调整治疗方案。

★ 有利于了解饮食对血糖的影响，了解哪些食物会导致较大的血糖波动，方便调节饮食。

★ 有助于调节运动，运动前后监测血糖，能直观地了解到运动带来的血糖变化。

★ 有助于调节降糖药物剂量。

★ 有助于增强患者战胜疾病的信心，从而有效地预防或延缓并发症的发生、发展。

二、需要进行血糖监测的患者

所有糖尿病患者都可以通过血糖监测获益，建议有以下情况的患者一定要监测血糖的水平：

★ 使用胰岛素或口服降糖药物治疗的患者。

★ 正在进行强化胰岛素治疗的患者。

★ 妊娠期患者。

★ 血糖控制不好的患者。

★ 出现过严重低血糖的患者。

★ 血糖水平很高导致酮症的患者。

★ 没有明显症状的低血糖患者。

三、需要监测血糖的时段

1. 患者血糖监测的 7 个时间点（7 点血糖）

一般，患者监测血糖的 7 个时间点（7 点血糖）是指：早

餐前、后,午餐前、后,晚餐
前、后,以及睡前。

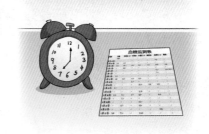

（1）餐前血糖:一般是
餐前半小时左右的血糖;
血糖水平高或有低血糖风
险的患者应该首先关注餐
前血糖水平,测定三餐前
血糖。

（2）餐后血糖:是指从进餐的第一口饭算起的餐后两小
时测的血糖;餐前血糖已获良好控制但 HbA1c 仍不达标的
患者应该测餐后血糖。

（3）睡前血糖:是指睡觉前(晚上 9:00~10:00)的血糖。
监测睡前血糖有助于保证睡眠的安全,避免出现夜间低血
糖。适用于注射胰岛素的患者,特别是晚餐前注射胰岛素或
使用中、长效胰岛素的患者。

2. 不同类型患者的血糖监测时段安排

（1）血糖控制平稳者:一般,一周测一次 7 点血糖(三餐
前、后及睡前),可不在同一天测。

（2）血糖控制很差者:每天都测 7 点血糖,直到血糖控
制平稳为止。

（3）生活方式干预的患者:可根据需要有目的地监测血
糖,以调节饮食和运动。

（4）口服降糖药患者:可每周监测 2~4 次餐前或餐后血
糖,就诊前一周内连续监测 3 天的 7 点血糖。

（5）特殊情况:当出现低血糖、生病、感到不适或血糖升
高时,要随时监测血糖,短期内增加血糖监测的频率,直到血
糖控制平稳。

四、正确自我血糖监测的技巧

自我血糖监测适用于所有糖尿病患者。患者在进行自我血糖监测前要接受一定的糖尿病相关知识教育,具备一定的糖尿病基本知识,才能够对所测定血糖值加以记录与分析,愿意并根据自我监测结果来调整治疗计划,熟练掌握测定技术,不因血糖的

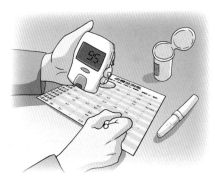

正常波动而加重精神负担,并且和医生保持良好的医患关系,定期复诊。

此外,当患者发现自我监测结果与糖化血红蛋白或临床的情况不吻合时,要及时向医生咨询。一定要找出原因,如果是自己的检测方法不对,要及时纠正;如果是血糖仪没有校准,应及时进行校准。

1. 自我血糖监测的患者应具备的知识

(1)了解糖尿病的治疗目标:空腹血糖 4.4~7.0 毫摩尔 / 升,非空腹血糖 <10.0 毫摩尔 / 升,HbA1c<7.0%。

(2)不能用糖化血红蛋白(HbA1c)代替血糖监测:日常的血糖监测反映的是即刻血糖水平,HbA1c 反映的是最近 2~3 个月的平均血糖水平,因此二者不可互相替代。

HbA1c 代表的是被糖化的血红蛋白量占总血红蛋白量的比例。正常情况下只有 4%~6% 的血红蛋白被糖化成糖化血红蛋白。由于糖尿病患者血中的葡萄糖水平升高,随着

血中葡萄糖水平的升高和时间的延长,糖化血红蛋白的比例也逐渐升高,就会超出正常范围。

血红蛋白与葡萄糖的结合是不可逆转的,糖化血红蛋白的寿命与红细胞的寿命一样,从新生到凋亡只有120天。新的红细胞不断生成,老的红细胞不断凋亡,新旧交替的过程中,糖化血红蛋白也不断地新生和凋亡。所以,糖化血红蛋白的水平实际是反映过去2~3个月血糖的平均水平。

因此,HbA1c有别于即刻血糖检查的结果,其不受时间点、血糖偶尔波动、是否用餐、是否用胰岛素或者口服药物等因素的影响,可以帮助糖尿病患者及时发现长期血糖高的问题,从而帮助医生及时改进和调整治疗方案。

HbA1c是国际公认的反映血糖长期控制水平的"金标准"。

2. 糖尿病患者应掌握的血糖自我监测方案

(1)胰岛素使用者

1)基础胰岛素治疗:见表15。

表15　每天一次基础胰岛素治疗的血糖监测方案

	早餐前(空腹)	早餐后	午餐前	午餐后	晚餐前	晚餐后	睡前
未达标(每两周复诊一次)							
每周3天	√						
复诊前一天	√	√		√		√	√
已达标(每个月复诊一次)							
每周3次	√		√		√		
复诊前一天	√	√		√		√	√

2）强化胰岛素治疗：见表 16。

表 16　强化胰岛素治疗的血糖监测方案

	早餐前（空腹）	早餐后	午餐前	午餐后	晚餐前	晚餐后	睡前
未达标	√	√	(√)	√	(√)	√	√
已达标	√				√	√	√

如果有低血糖表现需随时测血糖；如果出现不可解释的空腹高血糖或夜间低血糖，应监测夜间血糖。

3）每天两次预混胰岛素治疗：见表 17。

表 17　每天两次预混胰岛素治疗的血糖监测方案

	早餐前（空腹）	早餐后	午餐前	午餐后	晚餐前	晚餐后	睡前
未达标（每两周复诊一次）							
每周 3 天	√			√			
复诊前一天	√	√		√		√	√
已达标（每个月复诊一次）							
每周 3 天	√				√	√	
复诊前一天	√	√		√		√	√

（2）非胰岛素使用者

1）短期强化：有以下情况者需要进行短期强化，但无需维持：①低血糖或 HbA1c 升高；②旅行；③感染等应激状态；④正在调整治疗方案；⑤刚进入一个新的生活环境；⑥需要获得更多的血糖信息等。见表 18。

表 18　非胰岛素治疗患者的短期强化血糖监测方案举例

	早餐前（空腹）	早餐后	午餐前	午餐后	晚餐前	晚餐后	睡前
周一							
周二							
周三	√	√	(√)	√	√	√	(√)
周四	√	√	(√)	√	√	√	(√)
周五	√	√	(√)	√	√	√	(√)
周六							
周日							

2）交替配对：若患者经短期强化监测方案，发现有晚餐前血糖偏低，在门诊调整饮食方案和药物剂量，则下一步的监测方案见表 19。

表 19　非胰岛素治疗患者的交替配对方案举例

	早餐前（空腹）	早餐后	午餐前	午餐后	晚餐前	晚餐后	睡前
周一	√	√					
周二			√	√			
周三					√	√	
周四	√	√					
周五			√	√			
周六					√	√	
周日	√	√					

3）餐食配对：未达标患者建议每个月 4 周连续进行餐时配对监测；已达标患者可以每个月选 1 周进行餐时配对监

测。见表 20。

表 20　非胰岛素治疗患者的餐时配对监测方案举例

	早餐前（空腹）	早餐后	午餐前	午餐后	晚餐前	晚餐后	睡前
周一	√	√					
周二							
周三			√	√			
周四							
周五							
周六					√	√	
周日							

（3）单纯生活方式干预：每周测 5~7 点血糖谱，以指导营养和运动方案，并在血糖持续不达标时尽早开始药物治疗。未达标患者建议每个月 4 周各选 1 天监测 5~7 点血糖谱（表 21）；已达标者可以每个月监测 1 次 5~7 点血糖谱。

表 21　单纯生活方式干预患者的七点血糖方案

	早餐前（空腹）	早餐后	午餐前	午餐后	晚餐前	晚餐后	睡前
每周一天	√	√	(√)	√	(√)	√	√

3. 自我监测血糖患者应掌握的技巧

（1）采血部位选择适当：通常，自我血糖监测选择指端两侧部位采血，因为手指两侧的神经末梢分布少，痛感较轻。考虑到钢琴家、打字工作者等必须用手指操作者的需要，有人研究了指尖以外部位刺血，这些部位的疼痛均较指尖为轻。在血糖变动较快时（如进食后或注射胰岛素后），除手掌

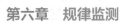

鱼际外,其余部位的血糖值改变均较指尖血糖低,前臂背侧的优于掌侧,故目前指尖以外部位刺血一般是指的前臂背侧的血糖值。因此应结合血糖仪的种类和患者的需要选择采血部位。

（2）正确的采血、滴血方法:采血前可先用温水洗手并擦干,然后使用酒精消毒手指,待干,被采血的手臂下垂10~15秒,用采血笔在指端两侧部位采血。注意酒精干了再采血,保持指端垂直向下、绷紧皮肤再进针,在指腹侧面采血可有效减轻疼痛。开机后插入试纸,等血液自然流出一大滴即可,保证滴下的血液足够、完全覆盖试纸测试区。不要用手指直接在试纸上涂血,以免手上的油脂影响测定结果,也不要触摸试纸条的测试区和滴血区。同时注意不要用力挤压采血部位,否则会将组织液挤出,稀释血液,影响检测的准确性。

（3）试纸条的合理选择:首先,确保试纸条要与快速血糖仪匹配,确定在保质期内,无变质。根据快速血糖仪的需要,使用前核对条码。由于科技的革新,不同的血糖仪要求不一,一些血糖仪在试纸装入后可自动验码,一些血糖仪需手工调制验码。试纸条过期、试纸条号码或插入方法不正确等导致血糖监测值错误,在生活中较常见。因此,应注意选择正确的试纸条,按照说明书要求使用。

（4）熟练掌握操作程序,避免不必要的误差:使用血糖仪监测时,要求做到采血方法正确、取血方法无误、准确读取数值并记录三步。确保血糖仪工作正常,按照说明书要求,对血糖仪定期清洁,避免灰尘、水、血渍等的影响;定期使用专用标准测试液进行校正;试纸应在有效期之内,保存在阴凉干燥处;定期更换电池;当怀疑检测指标不准确时,可以及时联系厂家进行检修;可带上血糖仪到医院,由医务人员观察患者血糖自我测试的技术是否正确。

注意排除血糖仪产生误差的其他原因:各仪器的测定范围,一般在 2~33 毫摩尔 / 升,超出测定范围易出现误差。当测定血糖值提示"LI"或"HI",必须抽取静脉血确定血糖值;电子感应类仪器在操作时,附近的手机或其他无线电器材会产生干扰;血细胞比容会影响血糖仪的结果,一般血糖仪要求患者的血细胞比容在 35%~55%。临床上贫血者指血血糖偏高;红细胞增多症、脱水或高原地区则会偏低。新生儿因血细胞比容高,一般不用指血血糖测定。

五、 监测血糖时需要注意的问题

1. 影响血糖监测结果的因素

★ 血糖仪不清洁。

★ 血糖仪和试纸条没有放在室温下。

★ 血糖仪和试纸条不匹配。

★ 试纸条过期。

★ 长时间未进行血糖仪校准。

★ 血糖仪电池电力不足。

★ 采血量少或采血方法不当。

★ 操作错误。

★ 药物影响:如水杨酸类制剂。

★ 其他因素:如血细胞比容、甘油三酯水平、低血压、缺氧状态、吸氧等。

2. 监测血糖需要注意的问题

★ 一瓶新试纸 3 个月内用完。

★ 新开封的血糖试纸不可放在冰箱内,需放在避光、干燥的地方。

★ 若室内温度过低导致血糖仪无法正常工作,应复温后再用。

★ 采血时应轮换采血部位,做到采血量适宜,避免挤压出血,减少监测误差。

★ 采血针丢弃在指定的专用容器中,防止扎伤。

3. 影响血糖波动的因素

很多糖尿病患者的血糖不稳定,波动较大,但不清楚到底是为什么,很是烦恼。其实,糖尿病患者出现血糖波动不必慌张,只要加强自我血糖监测,做好血糖记录,并把记录提供给医生,医生就可以帮助患者分析出究竟是哪些因素导致了血糖波动,并给出解决建议。

★ 饮食因素:改变饮食结构时,要测试餐后血糖并做好记录,以便了解食物对血糖的影响。

★ 运动因素:若无不适,运动后不要立即监测血糖,应休息 30 分钟后再测量。

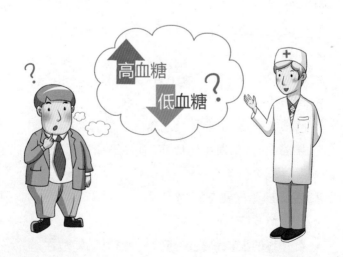

★ 药物因素：某些药物会导致血糖波动，服用前应咨询医生。

★ 情绪波动：愤怒、紧张、恐惧等均可使血糖升高。

★ 气候变化：天气骤然变冷、被风吹、雨淋等均可引起血糖波动。

★ 病理因素：睡眠不好、刚做过手术、工作压力大、过度疲劳、发热等病理因素都可使血糖升高。

★ 生理变化：妇女妊娠或生理期也可导致血糖升高。

六、 监测血糖的同时还需定期检查的项目

1. 糖化血红蛋白（HbA1c）

一般情况下，HbA1c 的控制目标是 <7.0%。治疗初期或者血糖控制不理想的患者，建议每 3 个月查一次糖化血红蛋白，达到血糖控制目标后，可延长为每 6 个月查一次。

2. 体重指数（BMI）

肥胖可以导致胰岛素抵抗加重，使血糖的控制难上加

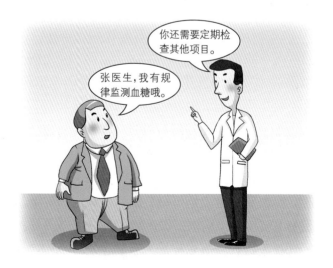

难,还可增加心脑血管疾病的发病风险。所以,糖尿病患者应密切关注体重,尽量使体重保持在正常的范围。

$$BMI= 体重(千克)÷身高(米)^2$$

通过体重指数可以判断体型,糖尿病患者应尽量使体重指数达到或接近 24 千克 / 平方米。

3. 血压

每 3 个糖尿病患者中就有 2 个患有高血压。高血压可增加冠心病、脑卒中、眼部疾病和肾脏疾病的发病风险。因此,糖尿病患者需要定期检查血压(每个月检查一次),了解血压的波动情况,将血压控制在目标范围内。

糖尿病合并高血压患者的血压控制目标为:收缩压 <140 毫米汞柱,舒张压 <80 毫米汞柱。

4. 血脂

血脂包括总胆固醇(TC)、甘油三酯(TG)、低密度脂蛋白胆固醇(LDL-C)及高密度脂蛋白胆固醇(HDL-C)。

多余的 LDL-C 会钻入动脉壁,沉积成斑块,阻塞血管,导致冠心病和脑卒中。HDL-C 可以帮助清除血管内沉积的脂质,防止血管阻塞。TG 和 TC 的值升高,冠心病或脑卒中的风险就会增加。

糖尿病本身会增加患者心脑血管疾病的发生风险,当同时存在血脂异常的时候,风险将会更高。2 型糖尿病患者常见的血脂紊乱是 TG 升高及 HDL-C 降低,两者与 2 型糖尿病患者发生心血管病变的高风险相关。因此,把血脂控制在目标范围内,可有效降低糖尿病患者发生冠心病和脑卒中的风险。高血脂患者应至少每 3 个月检查一次血脂,2 型糖尿病患者应至少半年检查一次血脂。

2 型糖尿病患者血脂控制的目标值分别为:TC<4.5 毫

摩尔/升;HDL-C,男性 >1.0 毫摩尔/升,女性 >1.3 毫摩尔/升;TG<1.7 毫摩尔/升;LDL-C,未合并冠心病者 <2.6 毫摩尔/升,合并冠心病者 <1.8 毫摩尔/升。

5. 足部检查

糖尿病足是糖尿病最严重和治疗费用最高的慢性并发症之一,15% 左右的糖尿病患者会发生足部溃疡。与没有糖尿病的人相比,糖尿病患者发生截肢的风险增加约 40 倍,85% 左右的截肢是由足部溃疡引发的。早期正确的预防和治疗可以使 45%~85% 的患者免于截肢。

因此,2 型糖尿病患者要每天检查足部,及早预防糖尿病足的发生。检查包括足趾间,如果本人不能自行检查,需由他人帮助检查;视力受损的患者不可自行检查足部。

6. 眼底检查

糖尿病可引起的眼部并发症包括青光眼、白内障和视网膜病变。糖尿病视网膜病变是糖尿病严重的慢性并发症之一,是导致糖尿病患者失明的主要原因。一般来说,糖尿病病史越长,发生视网膜病变的概率就越大。糖尿病患者患病 5~9 年后,约 10% 的患者会发生视网膜病变;患病 25 年后,80%~90% 的患者会发生视网膜病变。

因此,糖尿病患者初诊时就应该做眼底检查,以后每年至少 1 次,观察眼底病变有无进展。提醒患者,不要等到眼睛视物模糊的时候才去做眼底检查,出现症状再进行治疗就迟了。

7. 尿微量白蛋白

微量白蛋白尿是糖尿病影响肾脏的早期征象,出现微量白蛋白尿的 2 型糖尿病患者具有发展为严重肾脏并发症的高风险。一旦由微量白蛋白尿发展为蛋白尿,肾功能进一

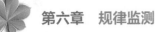

步降低将是不可避免的。进入血液透析过程的慢性肾衰竭患者的期望生存期大约只有 2 年。因此，糖尿病患者定期进行有效的微量白蛋白尿检查是必要的。建议至少每年检查 1 次尿微量白蛋白。

本章小结

在漫长的治疗过程中，糖尿病患者与医生接触的时间毕竟是有限的，糖尿病病情控制仅靠医生的治疗是远远不够的，还需要患者的密切配合，进行严格的自我管理。其中，规律地自我血糖监测是糖尿病管理的重要手段之一。相信每位糖尿病患者都能够做到规律地进行血糖监测及定期检查，并像健康人一样工作和生活。

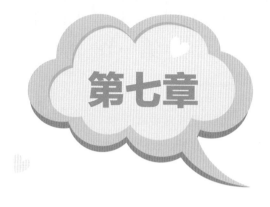

第七章

科学用药

在确诊糖尿病的那一天，医生就告诉我：糖尿病是一种慢性进展性疾病，需要终身治疗。并且，当运动和饮食治疗都无法抵消持续升高的血糖时，就必须开始药物治疗了。但是，治疗糖尿病的药物有许多种，有口服降糖药、胰岛素，还有一种不是胰岛素但也需要注射的新型药物，还有具有降糖作用的中药，我不知道各种药物都有哪些特点？我该选择哪一种呢？

请和我一起学习关于糖尿病科学用药的知识吧！

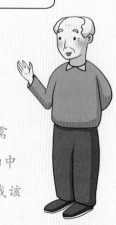

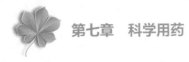
第一节　口服降糖药

糖尿病已经成为一种常见病、流行病。人们经常可以通过广播、电视、报纸以及书刊等多种途径听到或看到关于治疗糖尿病的药物介绍。这些药物品种繁多，有着复杂的化学名，不同厂家生产的同一种药物还有不同的商品名，令人眼花缭乱，分不清各种药物的特点，也不清楚某一种药物是否适合自己的病情，不知道该如何选择……

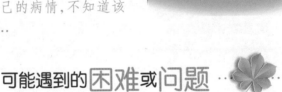

可能遇到的困难或问题

★ 在开始使用降糖药之前应该了解哪些知识？

★ 常见的口服降糖药都有哪些？

★ 每种口服降糖药的特点如何？分别适合什么样的糖尿病患者？

★ 如何判定口服降糖药是否适合自己？

应该掌握的知识和技巧

一、正确认识降糖药

在开始使用降糖药之前，患者需要对降糖药物及使用

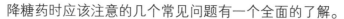

降糖药时应该注意的几个常见问题有一个全面的了解。

1. 根据病情需要适时服药

随着病情的进展，糖尿病患者最终都要采取药物治疗。有些患者嫌每天服药麻烦，而拒绝开始药物治疗。那样只会导致病情越来越难以控制，最终出现各种并发症。若进行 2~3 个月的饮食和运动治疗，糖化血红蛋白（HbA1c）仍 >7.0％，就应该开始药物治疗了。

2. 口服药并非越贵越好

很多患者是依靠口服降糖药来降低血糖的。口服降糖药的价格不一，不少患者认为，价格越贵的药物质量越好，降糖效果越明显。其实，这种想法是错误的。药物的价格不能作为选择用药的依据，药物的选择应该根据病情而定。

选择口服降糖药时，除了要对药物有一定的了解外，还要结合患者的糖尿病发病年龄、病程、身高、体重以及其他疾病的病史等因素综合考虑，不能简单地从价格上来选择，否则，不仅血糖控制不理想，还有可能损害身体的其他器官。所以，糖尿病患者一定要在糖尿病专科医生的指导下选择降糖药物。

3. 开始服用降糖药，也不能忽视饮食和运动

糖尿病的"五驾马车"疗法包括糖尿病知识教育、饮食控制、运动、药物治疗和血糖监测。其中，对糖尿病知识的了解、合理饮食和适宜的运动是治疗的基础，也是药物治疗能够取得成功的关键。所以，患者一定要接受正规、完整的糖尿病教育，坚持合理的饮食和适宜的运动治疗。那种只靠降糖药物而忽视饮食、运动治疗的做法，不仅不能控制好血糖，还会出现血糖的较大波动，其直接后果就是患者对药物治疗失去信心。所以，防治糖尿病要注重综合管理。

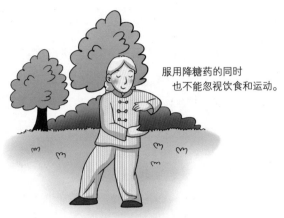

服用降糖药的同时
也不能忽视饮食和运动。

4. 掌握合理用药的知识

相信大多数患者使用的药物都是医生推荐的。绝大多数专科医生在推荐药物时,适应证都掌握得比较合理。但在实际工作中,有时由于种种原因,医生可能对服药的时间和方式交代得不够清楚,造成患者的血糖控制没有达到预期的目标。比如,阿卡波糖应该在吃第一口饭时嚼碎了吃,而有的患者是在饭前吞服。另外,任何一种药物都是从小剂量开始使用,之后根据血糖监测的结果逐渐调整剂量。而有些患者却缺乏知识和耐心,当小剂量不能达到理想的血糖控制时,就认为该药物无效而断然停药,这也是不对的。另外,有些药物在服用一段时间后药效才会显现出来,有些药物在服用一段时间后不良反应会减弱,所以,当药效不明显或不能耐受药物不良反应时,要请医生帮助,不宜自行停药或更换药物。

5. 全面理解药物的疗效和不良反应

有些患者根据药品的说明书自行选择用药,这显然是很危险的。除非您是专业医生,否则很难真正理解药品说明书上所述问题的内涵。比如,一些质量优良的药品可能在不良反应的描述上相当仔细,但实际上,每一种不良反应的发生概率都极低;而有一些厂家在药品的效果上夸大其词,却对可能出现的不良反应尽可能少提或不提。因此,不能根据说明书上的不良反应就将药物"打入冷宫"。要想全面掌握利弊,选择最合适的药物,应该找一个知识全面而又负责任的医生来为您量体裁衣,选择适合的治疗方案,并定期检查,及时调整治疗方案。

当然,患者仔细阅读药品说明书,注意说明书中提到的问题会不会发生在自己身上,并及时与医生沟通,以达到理想的血糖控制,避免不良反应的发生,无疑是明智之举。

6. 全面评价病情,定期复查

有些患者认为,自己血糖控制得好,药物也按时吃,那就不用去医院检查了。那样也是错误的。糖尿病患者即使血糖控制得很好,没有不舒服的症状,也应每3个月去医院复查一次。因为有些并发症在发病的前期是没有任何症状的,有些药物的不良反应也不是患者自己凭感觉就能准确判断的。

7. 切莫听信不实广告,避免上当受骗

一些患者治病心切,可能会听信一些不实广告或江湖游医,谎称能根治糖尿病,结果自己花了很多钱,糖尿病不但没有根治,反而出现了恶化。其实,每一位患者都应该知道,目前还没有什么特效药可以治愈糖尿病。但不要灰心,我们要坚信,通过学习糖尿病知识,掌握科学的管理方法,糖尿病是完全可以控制的。

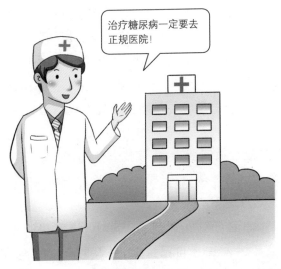

治疗糖尿病一定要去正规医院！

二、常见口服降糖药介绍

胰岛素抵抗和胰岛素分泌受损是人体血糖异常的两大主要原因。降糖药物治疗主要针对这两大原因而发挥作用。根据作用效果的不同，口服降糖药物可以分为促胰岛素分泌剂（包括磺脲类、格列奈类、DPP-4 抑制剂）和非促胰岛素分泌剂（包括双胍类、噻唑烷二酮类、α- 糖苷酶抑制剂）。

1. 双胍类药物

（1）作用特点：双胍类药物主要通过减少肝脏葡萄糖的输出和改善外周胰岛素抵抗而降低血糖。许多国家和国际组织制订的糖尿病指南中，推荐二甲双胍作为 2 型糖尿病患者的首选用药和联合用药中的基础用药。临床研究显示，二甲双胍可以使 HbA1c 下降 1.0%~1.5%，并可使体重下降，还可以减少肥胖的 2 型糖尿病患者心血管病和死亡的发生危险。二甲双胍单独使用不导致低血糖，但与胰岛素或促胰岛素分泌剂联用时可增加低血糖的发生危险。

（2）不良反应与禁忌证

不良反应：主要是胃肠道反应，如腹胀、腹泻、恶心等。服药时从小剂量开始，逐渐加量，是减少不良反应的有效方法。

禁忌证：如果 2 型糖尿病患者有肝肾功能不全、严重感染、缺氧或接受大手术，应禁用双胍类药物。此外，若患者需要做造影检查使用碘化造影剂，应暂时停用二甲双胍。

（3）适用人群

★ 如果无禁忌证和不耐受，二甲双胍是 2 型糖尿病患者的首选药物，并且应该一直保留在糖尿病治疗方案中。

★ 2 型糖尿病患者，无论体型如何，都首选此类药物。

★ 糖尿病前期人群服用二甲双胍可以有效降低发生 2 型糖尿病的风险。

★ 二甲双胍可以用于 10 岁以上儿童 2 型糖尿病。

（4）代表药物及特点：目前临床上使用的双胍类药物主要是盐酸二甲双胍。

二甲双胍：商品名有格华止、美迪康、甲福明、立克糖、迪化糖锭等。治疗所需要的剂量达到每天 1.5~2.0 克，才能达到改善血糖控制的最大效应，分 2~3 次口服。这种剂量可以使 HbA1c 在 9.0%~9.5% 的患者，HbA1c 平均降低 1.5%。

苯乙双胍：商品名为降糖灵。有些国家已经禁用，我国现在已经少用，但由于其价格便宜仍有患者使用。剂量为每天 50~150 毫克，分 2~3 次口服，降血糖效果不佳时可加服磺脲类药物。

2. 磺脲类药物

（1）作用特点：磺脲类药物属于促胰岛素分泌剂，通过

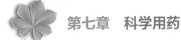

刺激胰岛 β 细胞分泌胰岛素,增加体内胰岛素水平而降低血糖。这一特点决定了服用磺脲类药物的患者需要有一定的胰岛功能。临床试验显示,磺脲类药物可使 HbA1c 下降 1.0%~1.5%。

在几类口服降糖药中,磺脲类药物的降糖作用最强,而且服用磺脲类药物的患者达标率高。因此,磺脲类药物目前被多个国家和国际组织制订的糖尿病指南推荐为控制 2 型糖尿病患者高血糖的主要用药,主要与二甲双胍和其他口服降糖药联合使用。

(2) 不良反应与禁忌证:磺脲类药物如果使用不当可以导致低血糖,严重的低血糖可致命或导致大脑的永久性损伤。因此,刚被诊断为糖尿病的患者应谨慎使用。另外,对于老年患者或者肝、肾功能不全者,磺脲类药物导致低血糖的危险性也增加。对肾功能轻度不全的患者,在磺脲类药物中宜选择格列喹酮。此外,磺脲类药物还可以导致体重增加。

(3) 适用人群

★ 有一定胰岛素分泌能力的 2 型糖尿病患者。

★ 体重正常或偏低者服用磺脲类药物疗效较好;肥胖者应首选双胍类药物,疗效不满意时再联合应用磺脲类降血糖药。

★ 糖尿病病程较短或既往磺脲类用药史较短的患者服用磺脲类药物疗效较好。

(4) 代表药物及特点:目前我国上市的磺脲类药物有格列本脲、格列齐特、格列吡嗪、格列喹酮和格列美脲。

格列本脲:商品名为优降糖。优降糖规格为 2.5 毫克。服用方法:开始 2.5 毫克(1 片),早餐前或早餐及午餐前各一次；轻症者每次 1.25 毫克（半片），一天 3 次，三餐前服，7 天后递增至每天 2.5 毫克（1 片）。一般用量为每天 5~10 毫克（2~4 片），每天不超过 15 毫克（6 片）。

格列齐特：商品名为达美康，属于中效磺脲类。该药物可促进胰岛素分泌，有抗血小板聚集和血管保护作用，因降糖作用较强，亦可引起低血糖。一般早晚餐前各服 1 次。通常剂量为每天 40~320 毫克，分 2~3 次口服。

格列吡嗪：商品名有美吡达、优达灵、瑞易宁（控释片），属于中短效磺脲类。此药物吸收完全、迅速，降糖作用较明显，较少引起严重低血糖，可以促进餐后胰岛素的快速释放。格列吡嗪控释片为根据胃肠道系统特殊设计的控释制剂，每天服用 1 次，可以使全天的血药浓度维持在一个较稳定的水平，不必餐前半小时服药，每天早晨服 1 次即可，每餐后可以有血胰岛素峰值出现，可以增加胰岛素的敏感性，对空腹血糖的控制较速效格列吡嗪效果好。通常剂量为每天 5~30 毫克，分 2~3 次口服。

格列喹酮：商品名为糖适平，属于短效磺脲类。此种药物吸收迅速而且几乎可以完全吸收，口服后 2~3 小时在血液中达到高峰，主要在肝代谢，约 95% 由胆汁排出，少量（约 5%）由肾脏排泄，肾功能较差者可以应用。通常剂量为每天 15~180 毫克，分 2~3 次口服。

格列美脲：商品名为亚莫利，属于长效磺脲类。此药可显著减低胰岛素抵抗，不引起高胰岛素血症。与其他磺脲类药物相比，格列美脲降糖作用快而且持久，引起低血糖的危险性小，其血浆半衰期为 9 小时，每天用药 1 次即可，临床用于 2 型糖尿病。每天剂量 1~8 毫克，可以明显改善空腹血糖、餐后血糖、糖化血红蛋白。

3. 噻唑烷二酮类药物

（1）作用特点：噻唑烷二酮类药物主要通过增加细胞对胰岛素作用的敏感性而降低血糖。临床试验显示，噻唑烷二酮类药物可使 HbA1c 下降 1.0%~1.5%。

（2）不良反应及禁忌证：噻唑烷二酮类药物单独使用不导致低血糖，与胰岛素或胰岛素促泌剂联合使用时可增加低血糖的危险。体重增加和水肿是此类药物的常见不良反应，在与胰岛素联合使用时表现得更加明显。噻唑烷二酮类药物还可能增加骨折和心力衰竭的风险。如果患者有心力衰竭、活动性肝病或转氨酶升高超过正常上限 2.5 倍及严重骨质疏松和有骨折病史，应禁用本类药物。

（3）适用人群

★ 经饮食治疗、体育锻炼后血糖仍不能有效控制的 2 型糖尿病患者，可单用本类药物，或与其他药物或胰岛素合用。

★ 单用二甲双胍或磺脲类药物血糖控制不佳的 2 型糖尿病患者，可加用本类药物。

★ 单用胰岛素控制不佳的 2 型糖尿病患者，可加用本类药物。

★ 可用于代谢综合征的治疗。

★ 存在明显胰岛素抵抗的肥胖 2 型糖尿病患者也可选用本类药物。

（4）代表药物及特点：目前我国上市的噻唑烷二酮类药物主要有罗格列酮和吡格列酮。

罗格列酮：商品名文迪雅、太罗等，片剂有 1 毫克、2 毫克和 4 毫克 3 种规格。单药治疗开始用量为每天 4 毫克，每天 1 次，经 2 周治疗后，若血糖控制不理想，可加量，最大推荐剂量为每天 8 毫克，每天 1 次或分 2 次口服。该药也可与其他各类口服降糖药或胰岛素联用。

吡格列酮:商品名艾汀、瑞彤、艾可拓等,每片剂量为15毫克。单药治疗,开始剂量为每次15毫克,每天1次,经2周治疗后,若降糖效果不满意,剂量可加至每次15毫克,每天2~3次。吡格列酮剂量大于每天45毫克时,降糖效果并不会进一步增加。如果患者对单药治疗反应不佳,应考虑联合用药。本药可与磺脲类、双胍类、α葡萄糖苷酶抑制剂类药或胰岛素合用。

4. 格列奈类药物

(1)作用特点:格列奈类药物为非磺脲类胰岛素促泌剂。本类药物和磺脲类药物一样,通过促进胰岛素的分泌来发挥降糖作用。与磺脲类药物不同的是,本类药物主要通过刺激胰岛素的早期分泌而降低餐后血糖,具有吸收快、起效快和作用时间短的特点。格列奈类药物可使HbA1c降低0.5%~1.5%,其控制餐后血糖的作用强于空腹血糖。本类药物需要在餐前即刻服用,可单独使用或与其他降糖药联合使用(磺脲类除外)。

(2)不良反应与禁忌证:格列奈类药物的常见不良反应是低血糖和体重增加,但低血糖的风险和程度比磺脲类药物轻。肾功能不全的患者可以使用格列奈类药物。

(3)适用人群:有胰岛分泌功能的2型糖尿病患者。尤其适于以餐后血糖升高为主的老年患者以及不能规律进餐的患者。

(4)代表药物及特点:目前我国上市的有瑞格列奈、那格列奈和米格列奈。

瑞格列奈:商品名诺和龙、孚来迪等。服药后10分钟即起效,30分钟后作用达高峰,高峰时间维持2~4小时,6

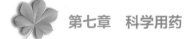

小时后作用完全消失。起始剂量为每次 0.5 毫克,进餐服药(餐前 15 分钟以内即可)。用药剂量需因人而异,根据血糖水平调节。不进餐不服药,无论每天进餐几次,只要在每餐前服药即可。最大单次剂量为 4 毫克,全天最大用量不应超过 16 毫克。瑞格列奈吸收后经双通道排泄,92% 从胆管经粪便排出,仅 8% 经过肾排泄,适用于老年患者,尤其是肾功能不全的老年人。轻度肾功能受损的患者不需调整用药剂量。诺和龙有 0.5 毫克(白色)、1 毫克(黄色)和 2 毫克(红色)三种规格的片剂;孚来迪有 0.5 毫克、1 毫克两种规格的片剂。

那格列奈:商品名唐力、唐瑞等。与瑞格列奈不同,其代谢产物 80% 由肾排泄,因此,肾功能不全的患者禁用本药。那格列奈的作用机制与瑞格列奈十分相似,起效快,作用消失也快,能够恢复生理性餐时胰岛素分泌模式,有效地控制餐后血糖水平。起始剂量为每次 60 毫克,餐前即服,全天最大剂量为 360 毫克。根据血糖水平、进餐时间和次数调整用药。唐力有 60 毫克、120 毫克、180 毫克三种规格的片剂。唐瑞只有 120 毫克一种规格的片剂。

米格列奈:商品名快如妥、法迪等。米格列奈可迅速促进餐后胰岛素第一时相(早相)分泌,有效控制餐时血糖高峰。本药对第二时相胰岛素分泌无明显作用,是低血糖反应发生率最低的促泌剂类型。快如妥有 5 毫克、10 毫克两种规格。需在餐前 5 分钟内口服。通常成年人每次 10 毫克(2 片),每天 3 次。可根据患者的治疗效果酌情调整剂量。

5. α- 糖苷酶抑制剂

(1) 作用特点:α- 糖苷酶抑制剂通过抑制碳水化合物在

小肠上部的吸收而降低餐后血糖,适用于以碳水化合物为主要食物成分和餐后血糖升高的患者。α-糖苷酶抑制剂可使 HbA1c 降低 0.5%,并能降低体重,可与磺脲类、双胍类、噻唑烷二酮类或胰岛素合用。

(2)不良反应及禁忌证:α-糖苷酶抑制剂的常见不良反应为胃肠道反应,如腹胀、排气等。从小剂量开始,逐渐加量,是减少不良反应的有效方法。单独服用本类药物不发生低血糖,并可减少餐前低血糖的风险;α-糖苷酶抑制剂与其他降糖药物合用时如果出现低血糖,需使用葡萄糖或蜂蜜,食用蔗糖或淀粉类食物纠正低血糖的效果差。

(3)适用人群

★ 适用于 2 型糖尿病患者,尤其空腹血糖正常而餐后血糖明显升高的患者。可以单独使用,也可与磺脲类药物、双胍类药物联合应用,提高疗效。

★ 使用胰岛素的 2 型糖尿病患者也可加用 α-葡萄糖苷酶抑制药,改善血糖控制,但应注意减量,以免发生低血糖。

(4)代表药物及特点:目前国内上市的有阿卡波糖、伏格列波糖和米格列醇。

阿卡波糖:商品名拜唐苹、卡搏平。起始剂量为 25~50 毫克,每天 3 次,每餐服药效果好,最大每次可以服用 150 毫克。

伏格列波糖:商品名倍欣。起始剂量为 0.1~0.2 毫克,每天 3 次,尽量每餐服药,最大每次可以服用 0.3 毫克。

米格列醇:商品名奥恬苹等,规格 50 毫克。推荐起始剂量为 25 毫克,每天正餐开始时服用,每天 3 次。维持量是 50 毫克,每天 3 次。为改善使用米格列醇时患者胃肠道

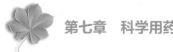

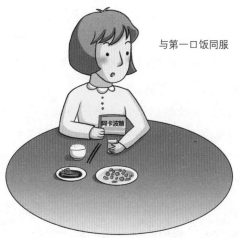

与第一口饭同服

不良反应,建议采用从 25 毫克,每天 3 次的最低有效剂量开始,逐渐加量的给药方式。米格列醇的最大推荐剂量是 100 毫克,每天 3 次。

6. 二肽基肽酶 -4 抑制剂(DPP-4 抑制剂)

(1)作用特点:DPP-4 抑制剂是一种新型降糖药,可能有些患者还不太了解。这类药物主要通过抑制二肽基肽酶-4(DPP-4)而减少胰高血糖素样多肽 -1(GLP-1)在体内的失活,增加体内 GLP-1 的水平而发挥降糖作用。目前,在我国上市的 DPP-4 抑制剂有 5 种,分别是西格列汀、沙格列汀、维格列汀、利格列汀和阿格列汀。这 5 种药物的降糖作用不尽相同,我国最新版的《中国 2 型糖尿病防治指南》(2013 年版)明确,这类药物的降低 HbA1c 的幅度在 0.4%~0.9%。

(2)不良反应与禁忌证:由于 GLP-1 以葡萄糖浓度依赖的方式增强胰岛素分泌,抑制胰高糖素分泌,所以,单独使用 DPP-4 抑制剂不增加低血糖风险。此外,该类药物对体重的影响为中性。肾功能不全的患者在服用此类药物时,应注意按照药品说明书或听从医生的建议来减少药物的剂量。

（3）适用人群:DPP-4 抑制剂适用于成年 2 型糖尿病患者（表 22）。

★ 西格列汀可配合饮食和运动,单药或与二甲双胍联合使用,改善血糖控制。

★ 沙格列汀和阿格列汀可在饮食和运动的基础上单药治疗,也可以在单独使用二甲双胍血糖控制不佳时与二甲双胍联合使用。

★ 维格列汀在二甲双胍作为单药治疗用到最大耐受剂量仍不能有效控制血糖时,与二甲双胍联合使用。

★ 利格列汀可配合饮食控制和运动,与二甲双胍和磺脲类药物联合使用。

表 22　DPP-4 抑制剂的适应证

药物	生活方式治疗血糖控制不佳	二甲双胍单药治疗血糖控制不佳	二甲双胍与磺脲类联合治疗血糖控制不佳
西格列汀	√	√	
维格列汀		√	
沙格列汀	√	√	
利格列汀			√
阿格列汀	√	√	

注:√表示有适应证;空白表示未提及

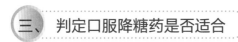

三、判定口服降糖药是否适合

一般依据以下几点判定口服降糖药是否适合自己:

★　有效降低空腹血糖、餐后血糖和糖化血红蛋白（HbA1c）。

★　安全、不良反应小、无严重低血糖发生风险。

★　服用方便。

★　除降糖作用外，还能够减少心血管并发症等其他危险因素。

★　价格便宜。

在选择口服降糖药物时，医生会根据患者的血糖、胰岛β细胞分泌水平、体重、肝肾功能、降糖效果的个体差异、经济条件、血脂和血压水平及并发症等多种因素综合考虑，患者千万不要自行选择药物种类或擅自调整药物剂量。

常用口服降糖药见表23。

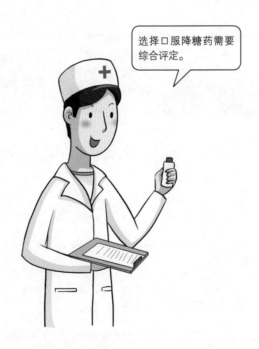

选择口服降糖药需要综合评定。

表 23　常用口服降糖药

化学名	英文名	商品名举例	每片(支)剂量(毫克)	剂量范围(毫克/天)	作用时间(小时)	半衰期(小时)
格列本脲	glibenclamide	优降糖	2.5	2.5~15.0	16~24	10~16
格列吡嗪	glipizide	美吡达	5	2.5~30.0	8~12	2~4
格列吡嗪控释片	glipizide-XL	瑞易宁	5	5.0~20.0	6~12(达峰时间)	2~5(末次给药后)
格列齐特	gliclazide	达美康	80	80~320	10~20	6~12
格列齐特缓释片	gliclazide-MR		30	30~120		12~20
格列喹酮	gliquidone	糖适平	30	30~180	8	1.5
格列美脲	glimepiride	亚莫利	1、2	1.0~8.0	24	5
消渴丸(含格列本脲)	Xiaoke Pill		0.25(格列本脲/粒)	5~30粒(含1.25~7.5毫克格列本脲)		
二甲双胍	metformin	格华止	250、500、850	500~2000	5~6	1.5~1.8
二甲双胍缓释片	metformin-XR		500	500~2000	8	6.2
阿卡波糖	acarbose	拜唐苹	50、100	100~300		
伏格列波糖	voglibose	倍欣	0.2	0.2~0.9		

续表

化学名	英文名	商品名举例	每片(支)剂量(毫克)	剂量范围(毫克/天)	作用时间(小时)	半衰期(小时)
米格列醇	miglitol	奥恬苹	50	100~300		
瑞格列奈	repaglinide	诺和龙	0.5、1、2	1~16	4~6	1
那格列奈	nateglinide	唐力	120	120~360	1.3	
米格列奈钙片	Mitiglinide calcium	快如安	10	30~60	0.23~0.28(达峰时间)	1.2
罗格列酮	rosiglitazone	文迪雅	4	4~8		3~4
罗格列酮+二甲双胍	rosiglitazone/metformin	文达敏	2/500			
吡格列酮	pioglitazone	艾可拓	15	15~45	2(达峰时间)	3~7
西格列汀	sitagliptin	捷诺维	100	100	24	12.4
西格列汀+二甲双胍	sitagliptin/metformin	捷诺达	50/500 50/1000			
沙格列汀	saxagliptin	安立泽	5	5	24	2.5
维格列汀	vildagliptin	佳维乐	50	100	24	2
利格列汀	linagliptin	欧唐宁	5	5	1.5(达峰时间)	12
阿格列汀	alogliptin	尼欣那	25	25	1~2(达峰时间)	21

第二节　胰岛素

　　对于患糖尿病时间比较久、血糖控制比较差,或者由于急症而被诊断的糖尿病患者,医生多半会建议使用胰岛素。当医生告知您,病情很重,需要使用胰岛素时,我想您也会像我当初一样,脑海里立刻浮现出很多问题:打胰岛素会成瘾吗? 打胰岛素会出现严重低血糖吗? ⋯⋯

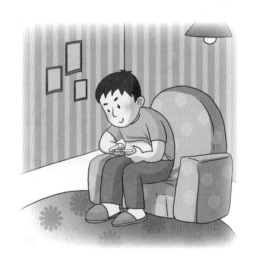

可能遇到的困难或问题

★ 什么是胰岛素?

★ 使用胰岛素有哪些常见误区?

★ 胰岛素有哪些种类? 每种胰岛素有哪些特点?

★ 什么样的患者应该注射胰岛素?

★ 什么时候应该开始使用胰岛素治疗?

★ 胰岛素治疗的方案有哪些?
★ 需要掌握哪些胰岛素的注射技巧?

应该掌握的知识和技巧

一、正确认识胰岛素

1. 什么是胰岛素

其实,胰岛素是由胰岛 β 细胞分泌的一种蛋白质激素。它是人体内唯一具有直接降低血糖作用的激素。正常人体会根据血糖水平自动调节胰岛素的分泌,即血糖高时分泌多,血糖低时分泌少。

2. 走出胰岛素治疗的常见误区

在开始胰岛素治疗前,患者可以通过正规途径学习胰岛素的相关知识,解除对胰岛素的错误认识。

误区一:注射胰岛素会上瘾,一旦使用就无法撤掉。

事实是:胰岛素没有成瘾性,是否需要使用胰岛素,关键取决于病情。即使糖尿病患者需要长期注射胰岛素,也是病情的需要。"一打上胰岛素就会产生依赖性,再也撤不下来"的说法是没有道理的。"药物成瘾"是指药物和躯体相互作用导致使用者的精神及生理异常,令吸食者产生难以克制的获取及连续使用的渴望,目的是为了体验这些药物产生的欣快感。这种成瘾并非生理或医疗需要,对身心健康有百害而无一利。而胰岛素是人体自身分泌的一种维持血糖水平的生理激素,严格上讲并不是药物。实际上,不论是糖尿病患者还是健康人都离不开胰岛素,没有胰岛素机体就不能完成新陈代谢,生命就无法维系。对自身无法分泌胰岛素的

1 型糖尿病患者和胰岛素分泌不足的 2 型糖尿病患者,注射胰岛素可以很好地控制血糖。特别是对于 2 型糖尿病患者,注射胰岛素可以改善自身胰岛功能,对改善病情及预后有很大益处。

误区二:使用胰岛素说明病情变得更严重了,无药可救了。

事实是:糖尿病本身就是一种严重的疾病,它可以导致严重的健康问题。糖尿病患者的血糖水平越高,将来发生并发症的可能性就越大。所以,不能根据患者吃多少药、吃哪种药来判断病情,而要根据患者的血糖控制水平来判断。只有保证血糖水平接近正常值,才能远离并发症。

误区三:每天打胰岛素太疼了,无法长期坚持。

事实是:在印象中,一提到注射,就不禁会联想起医院注射室的大针头,让人很畏惧。这些针头设计得很长,是因为它们是用于肌内注射的。相比之下,胰岛素注射针要小很多,也细很多。因为糖尿病患者注射胰岛素只需注射入皮下即可。另外,为了让糖尿病患者少些痛苦,在生产时,胰岛素注射针头上有一层涂层,这层涂层可以起到润滑作用,让针头更容易刺入皮下,以减少针头刺入皮下而产生的疼痛感。实际上,大部分人在注射胰岛素时基本感觉不到疼痛。

误区四:胰岛素治疗会引起严重的低血糖。

事实是:其实,这个顾虑是没必要的。在胰岛素治疗初始时,医生处方的胰岛素剂量一般会很小。所以,因为使用胰岛素而发生低血糖的风险也会很小。如果能够很好地规律进餐及规律注射胰岛素,并进行自我血糖监测,就可以完全避免低血糖的发生。另外,胰岛素的剂型不同,发生低血糖的风险也不同。如果经济条件允许,可以尽可能选择低血糖风险小的胰岛素类型,如胰岛素类似物。为了避免低血糖带来的危害,糖尿病患者应该了解低血糖的症状以及正确的处理方法,以保证出现低血糖时能够及时救治。此外,糖尿病患者在外出时请务必携带糖尿病急救卡和糖果。

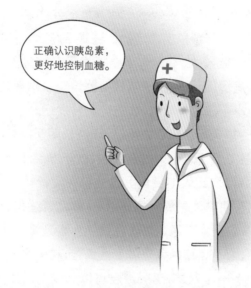

正确认识胰岛素,更好地控制血糖。

误区五:开始胰岛素治疗意味着糖尿病的治疗失败了,意味着糖尿病患者自身糖尿病的管理工作做得不够好。

事实是:很多医生和患者都存在这种误解,因此,在口服药物治疗阶段停留时间过长,即使血糖控制不好仍反复尝试换药、加量、减少饮食、加强运动。但是,糖尿病患者有一点不能忘记,那就是糖尿病的自然进程。在最初诊断2型糖尿病时,有的医生会告诉患者,在被诊断时,其胰岛功能就只有50%了。而且,随着年龄的增长,2型糖尿病患者的胰腺功能还会逐渐减退。这是糖尿病的自然进程。开始使用胰岛素,只是说明患者的病情到了需要打胰岛素的阶段。

误区六:使用胰岛素会使自身胰岛分泌功能进一步下降。

事实是:出现这种想法的人,可能是误认为注射胰岛素后,自身的胰岛就不需要工作了,自然就会衰退。实际上,由于自身神经激素的调节,2型糖尿病患者无论用不用胰岛素治疗,其胰岛β细胞都会不停地分泌基础胰岛素。通常说的β细胞功能的不断减退是糖尿病本身的自然病程所致,与注射胰岛素无关。实际上,注射胰岛素不仅不会导致胰岛功能的加速衰退,在一定程度上反而会起到保护胰岛功能的作用。对于某些糖尿病诊断初期的患者,由于加入了外源性胰岛素而使高血糖得到控制,这样能够适当减轻β细胞的分泌负担,反而会使β细胞功能有所恢复。

误区七:胰岛素越用剂量越大,而且还会出现体重增加的不良反应。

事实是:应用胰岛素的目的在于更好地控制血糖。但由于糖尿病的自然进程是β细胞功能的逐渐衰退,所以,即使血糖得到了很好的控制,胰岛素的用量也会小幅逐渐增加。某些早期或中期的2型糖尿病患者在经过胰岛素治疗后,血糖可恢复到正常水平,这些患者可以逐渐减少胰岛素用量,甚至最终完全换成口服药治疗。

使用胰岛素会导致体重增加,最主要的原因是糖尿病患者的饮食发生了变化。通常,使用胰岛素以后,高血糖会得到控制,患者的感觉也会很好,又开始享受各种美食了。因此,体重增加的关键不在于胰岛素,而在于患者能否继续控制自己的饮食和加强运动。要应对注射胰岛素带来的体重增加,可以通过使用一些抑制食欲的口服降糖药,这样就可以适当减少胰岛素的用量;另外,也可以选择一些对体重影响小的胰岛素。糖尿病患者不要因为会增加一些体重而拒绝胰岛素治疗,高血糖对健康的损害比体重增加更可怕。

3. 胰岛素治疗适合什么样的患者

对于 2 型糖尿病患者来说,当通过饮食、适当运动和多种口服降糖药联合治疗效果差或不良反应大、无法耐受时,可考虑使用胰岛素治疗,以稳定病情。此外,如果患者觉得服用多种口服降糖药很麻烦,想要一种简单的治疗方案或者已有肾脏或肝脏损害时,也可以改用胰岛素治疗。

胰岛素的适应证包括:①1 型糖尿病;②糖尿病急性并发症,如酮症酸中毒、高渗性昏迷;③急性应激,如严重感染、手术、外伤等;④糖尿病严重慢性并发症;⑤饮食和口服降糖药控制不佳的 2 型糖尿病,包括磺脲类药物原发失效和继发失效;⑥严重肝肾功能异常、慢性消耗性疾病等;⑦明显消瘦;⑧肝、肾衰竭;⑨各种继发性糖尿病(如胰腺切除等);⑩合并严重并发症,如视网膜病变、肾病、心脏疾病、脑血管意外等。

除此之外,还有一些情况需要临时使用胰岛素,比如急性大手术、严重感染、急性心肌梗死等。有这些情况的患者问题纠正之后,可以逐步改为口服药物治疗。但是,有严重肝肾疾病的患者有可能需要终身使用胰岛素治疗。

二、胰岛素的种类及特点

1. 按来源和化学结构分类

根据来源和化学结构的不同,胰岛素可分为动物胰岛素、人胰岛素和胰岛素类似物。

(1)动物胰岛素:可以用于人体的动物胰岛素主要有猪胰岛素和牛胰岛素。猪胰岛素和人胰岛素的分子结构只有一个氨基酸不同;牛胰岛素与人胰岛素的分子结构有 3 个氨基酸不同。动物胰岛素来源广泛,价格便宜,但是目前已较少使用,这是因为动物胰岛素与人胰岛素属于不同种属,两者的化学结构仍有差异,注射到体内有可能会产生过敏反应或产生抗体而使药效降低。

(2)人胰岛素:人胰岛素并非来自于人体,而是采用基因重组技术合成的,其分子结构与人体的胰岛素相同,是目前应用较多的一种胰岛素。与动物胰岛素相比,人胰岛素有三大特点:①免疫原性大大降低,故局部及全身的过敏反应与其他不良反应较少。②作用效价比动物胰岛素强。也就是说,剂量相同时,人胰岛素比动物胰岛素的降糖作用强。所以,将动物胰岛素换成人胰岛素时,其剂量应酌减。③皮下注射吸收速度比动物胰岛素快,作用时间略短于动物胰岛素。

(3)胰岛素类似物:胰岛素类似物是一种新型胰岛素。这类胰岛素为非天然胰岛素,是采用基因工程技术,将人胰岛素分子结构中某些氨基酸位置调换,使其分子立体结构发生变化,这样它们的起效时间、作用峰值、作用持续时间就会发生改变,更加接近生理性的胰岛素分泌,因而疗效更佳。与人胰岛素相比,胰岛素类似物的优势在于模拟生理性胰岛素分泌并减少低血糖发生危险。

2. 按作用特点分类

根据作用特点的不同,胰岛素可分为餐时胰岛素、基础胰岛素和预混胰岛素。

(1)餐时胰岛素:顾名思义,餐时胰岛素是指在就餐时注射的胰岛素,主要用于控制餐后高血糖。理想的餐时胰岛素应该是注射后即开始起效,可以在进餐时注射。餐时胰岛素包括短效人胰岛素和速效胰岛素类似物。

1）短效人胰岛素又称普通胰岛素或常规胰岛素,起效较慢,须在进餐前 30~45 分钟皮下注射,以使胰岛素的峰值与餐后血糖高峰相吻合。

2）速效胰岛素类似物是较理想的餐时胰岛素。相对于短效胰岛素,速效胰岛素类似物有以下特点:

★ 起效更快:皮下注射后约 15 分钟起效,注射时间相对更加灵活,可在进餐前即刻注射,也可以在餐后立即注射。另外,速效胰岛素类似物可以根据进食量的多少随时调整注射剂量。

★ 达到峰值更快:注射后 30~60 分钟就能达到药效高峰,恰好与餐后血糖高峰时间相匹配,因而对控制餐后血糖效果更好。

★ 药效维持时间短:药效仅维持 3 小时左右,所以发生下一餐餐前低血糖的危险低。

（2）基础胰岛素:基础胰岛素包括长效动物胰岛素、中效人胰岛素（NPH）及长效胰岛素类似物。理想的基础胰岛素治疗应该能够提供持续、稳定的基础胰岛素,作用时间足够长,一天注射一次就可以控制基础血糖。

传统的中、长效胰岛素都是混悬液,皮下注射后药物吸收不稳定,很难接近生理基础胰岛素水平。长效胰岛素类似物吸收稳定,并且作用时间更长,每天注射一次药效能够维持 24 小时以上,还可以很好地模拟生理基础胰岛素的分泌,并且低血糖（特别是夜间低血糖）的发生率明显低于传统的中、长效胰岛素。

3. 预混胰岛素

预混胰岛素包括预混人胰岛素和预混胰岛素类似物。预混胰岛素听起来像是有两种胰岛素,其实只有一种胰岛素,只是加入了不同比例的鱼精蛋白。鱼精蛋白会与短效胰岛素或速效胰岛素类似物结合,使一部分胰岛素(70%、75%、50%)变成中效成分。如果患者注射了预混胰岛素,也就意味着会得到来自速效或短效部分的餐时胰岛素以及中效部分的基础胰岛素。例如,预混30R中,速效成分占30%,中效成分占70%;预混50R中,速效成分和中效成分各占50%。

常用胰岛素及其作用特点见表24。

三、个体化的胰岛素治疗方案

1. 基础胰岛素方案

(1)适合人群:基础胰岛素包括中效人胰岛素和长效胰岛素类似物。一般,2型糖尿病患者如果经过生活方式控制和较大剂量多种口服药联合治疗后,糖化血红蛋白(HbA1c)仍≥7.0%,就可以考虑启动胰岛素治疗。

(2)使用方法:采用基础胰岛素治疗方案,可不停用口服降糖药。基础胰岛素可与多数口服降糖药联用,如胰岛素促泌剂、二甲双胍和α-糖苷酶抑制剂等。患者可在继续口服降糖药的基础上,联合应用中效人胰岛素或长效胰岛素类似物,睡前注射,一天一针。基础胰岛素的起始剂量可为0.2单位/千克体重,并根据患者的空腹血糖水平调用量,通常每3~5天调整一次,根据血糖水平每次调整1~4个单位,直至空腹血糖达标。

(3)优点:基础胰岛素有以下优点:①使用简单且容易被患者接受;②严重低血糖的危险性较低(尤其是长效胰岛素类似物);③体重增加的概率较低;④剂量的调整相对简单。

表24 常用胰岛素及其作用特点

胰岛素制剂	举例	起效时间（分钟）	峰值时间（小时）	作用持续时间（小时）
短效胰岛素（RI）	诺和灵	15~60	2~4	5~8
速效胰岛素类似物（门冬胰岛素）	诺和锐 30	10~15	1~2	4~6
速效胰岛素类似物（赖脯胰岛素）	优泌乐	10~15	1.0~1.5	4~5
速效胰岛素类似物（谷赖胰岛素）	艾倍得	10~15	1~2	4~6
中效胰岛素（NPH）	诺和灵 N	2.5~3	5~7	13~16
长效胰岛素（PZI）		3~4	8~10	长达 20
长效胰岛素类似物（甘精胰岛素）	来得时	2~3	无峰	长达 30
长效胰岛素类似物（地特胰岛素）	诺和平	3~4	3~14	长达 24
预混胰岛素（HI 30R，HI 70/30）	诺和灵 30R	0.5	2~12	14~24
预混胰岛素（50R）	诺和灵 50R	0.5	2~3	10~24
预混胰岛素类似物（预混门冬胰岛素 30）	诺和锐 30	0.17~0.33	1~4	14~24
预混胰岛素类似物（预混赖脯胰岛素 25）	优泌乐 25	0.25	0.5~1.17	16~24
预混胰岛素类似物（预混赖脯胰岛素 50，预混门冬胰岛素 50）	优泌乐 50，诺和锐 50	0.25	0.5~1.17	16~24

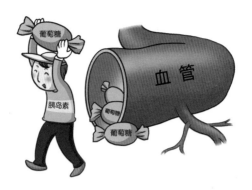

2. 预混胰岛素方案

预混胰岛素可同时提供基础和餐时胰岛素,帮助患者全面控制血糖,减少注射次数,兼顾降糖疗效和使用方便性。预混胰岛素包括预混人胰岛素和预混胰岛素类似物。

(1)适合人群:2 型糖尿病患者在饮食、运动和口服降糖药治疗的基础上,血糖控制仍不达标时,可以联合使用预混胰岛素作为胰岛素的起始治疗。如果觉得同时打针还要吃药比较麻烦,也可以直接替换为预混胰岛素治疗方案。预混胰岛素中的短效或速效成分模拟餐时胰岛素分泌,降低餐后血糖,中效成分模拟基础胰岛素分泌,降低基础血糖。

(2)使用方法:使用预混胰岛素方案,可根据血糖水平选择注射次数。一般选择每天 1~2 次的注射方案。如果每天注射 2 次,预混胰岛素剂量一般为每天 0.4~0.6 单位 / 千克体重,按 1:1 的比例分配到早餐前和晚餐前使用。根据空腹血糖、早餐后 2 小时血糖和晚餐前后血糖分别调整早餐前和晚餐前的胰岛素用量。每 3~5 天调整一次,根据血糖水平每次调整的剂量为 1~4 单位,直到血糖达标。

(3)优点:预混胰岛素有以下优点:①容易学习:一种胰岛素,一支笔,不容易混淆;②注射次数少(相比多次皮下注射胰岛素方案）；③更容易控制餐后血糖（比一天一次的基础胰岛素方案）。

3. 胰岛素强化治疗方案

胰岛素强化治疗方案有每天多次皮下注射胰岛素治疗和胰岛素泵注射的治疗。其中，每天多次皮下注射胰岛素治疗有两种方案：基础餐时胰岛素方案和每天3次预混胰岛素类似物方案。

（1）适合哪些患者：对于2型糖尿病患者来说，如果出现以下情况，可选择胰岛素强化治疗方案：①在糖尿病病程的任何阶段，出现严重血糖代谢紊乱；②简单的胰岛素治疗方案不能有效控制血糖；③某些新诊断的2型糖尿病患者。另外，妊娠期糖尿病患者在需要时应进行胰岛素强化治疗。

（2）使用方法

1）多次皮下注射胰岛素

★ 基础-餐时胰岛素方案：采用基础-餐时胰岛素方案，通常是在基础胰岛素治疗的基础上逐步增加餐时胰岛素，并根据血糖控制的需要调整餐时胰岛素的注射次数和剂量。如果使用每天2次预混胰岛素治疗，血糖仍然未达标，也可选择基础-餐时胰岛素方案。

具体胰岛素用量调整方法为：根据空腹（早餐前）血糖调整睡前基础胰岛素用量，根据午餐前、晚餐前及睡前血糖水平调整三餐前的胰岛素用量。餐时胰岛素一般首次剂量为4单位/千克体重，根据下次餐前血糖水平调整上一餐前胰岛素用量。一般先对最高一餐的餐前血糖值进行调整，每3~5天调整一次。根据血糖水平每次调整的胰岛素剂量为1~4单位，直到血糖达标。在开始使用基础和餐时胰岛素方案时，可以在基础胰岛素治疗的基础上在一餐前（如在主餐前）加用餐时胰岛素。

★ 每天 3 次预混胰岛素类似物方案：每天 3 次预混胰岛素类似物注射是一种简单的强化治疗方案。可以在每天注射 2 次预混胰岛素类似物的基础上改为每天三餐前注射预混胰岛素类似物。

具体方法为：午餐前注射 2~6 单位或总剂量的 10%，同时酌情减少早餐前的注射剂量。根据睡前和三餐前的血糖水平调整胰岛素剂量，每 3~5 天调整一次，直到血糖达标。

每天多次皮下注射胰岛素强化治疗方案的优点是每天多次皮下注射可同时提供基础胰岛素和餐时胰岛素，基础胰岛素用于控制空腹和夜间血糖，餐时胰岛素模拟胰岛 β 细胞分泌模式控制餐后血糖，患者的全天血糖控制更为理想，还可使患者生活方式更灵活，低血糖发生率更低。但是，每天多次皮下注射也存在一些缺点，如需要一天多次注射胰岛素，多次监测血糖，比较复杂，不容易自行调整剂量。

2）胰岛素泵治疗：胰岛素泵治疗是胰岛素强化治疗的一种形式，这种治疗方案的优势在于比较接近生理性胰岛素分泌模式，在控制血糖方面优于多次皮下注射，且低血糖发生风险小，同时能够提高患者生活质量，但是费用较高。胰岛素泵在 2 型糖尿病患者中，主要适用于需要胰岛素强化治疗的患者以及计划受孕和已孕的糖尿病妇女。

需要注意的是：在采用胰岛素泵治疗时，只能使用短效胰岛素或速效胰岛素类似物。

特别提示：无论采用何种胰岛素治疗方案，请勿擅自调整胰岛素剂量与方案。具体建议请咨询医生。

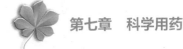

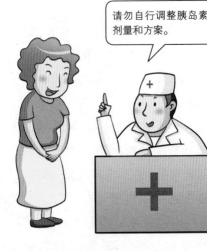

请勿自行调整胰岛素剂量和方案。

四、胰岛素注射技术

胰岛素治疗是控制血糖的重要手段。想要胰岛素发挥最佳的降糖效果，了解和掌握必要的注射技术非常关键。

糖尿病患者应该掌握的胰岛素注射技术主要包括注射部位的选择和轮换、捏皮的手法、注射角度的选择和注射器械的废弃等多个方面。

1. 注射前的准备工作

（1）患者自身准备：首先要确定吃饭时间。某些种类的胰岛素需要严格掌握用餐时间，例如使用短效人胰岛素或含短效与中效成分的预混胰岛素的患者，要在注射后 30 分钟内吃饭，以防止低血糖的发生。另外，注射胰岛素前，患者应清洁双手。

（2）胰岛素的准备

1）核对信息：在注射胰岛之前要仔细核对药品信息，如胰岛素的名称和剂型、是否在有效期内、外观有无异常。

2）摇匀：不同种类胰岛素的注射也有讲究。例如，速效胰岛素类似物、短效人胰岛素等均是澄清的溶液，可以直接注射；如果使用混悬型胰岛素（如中效人胰岛素或预混胰岛素），应充分混匀，直到药液成为均匀的白色混悬液为止。

一些特殊情况需要格外注意：如胰岛素注射液在经摇匀操作后仍不呈均匀的白色雾状，或出现块状物，或有呈霜冻状的白色固体颗粒粘在瓶底或瓶壁上，则不能使用。

不同类型的胰岛素产品摇匀方法有所不同，具体详见产品说明书。胰岛素注射液的摇匀方法也有技巧，以预混人胰岛素／中效胰岛素为例，操作方法如下：

★ 首先检查笔芯（或特充®）中剩余的胰岛素剂量，判断能否保证剩余胰岛素被充分混匀（具体可参照各产品说明书），必要时更换新笔芯（或特充®）。

★ 具体摇匀方法：握住笔芯（注射笔或特充®），手臂在 A 或 B 位置之间上下缓慢摇动（如下图所示），以保证笔芯内的玻璃珠在笔芯两端之间充分滚动。初次使用时，此动作至少重复 20 次，之后再每次注射前，至少重复 10 次，直至胰岛素呈白色均匀的混悬液。

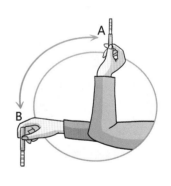

3）关于胰岛素存储和使用的建议：一经启用的胰岛素，不必再放回冰箱，这是因为在低于 30 摄氏度的室温环境中，胰岛素可保存达 30 天。在使用从冰箱中取出的胰岛素产品时，应先在室温下放置一段时间，使其温度恢复到室温再进行摇匀或注射，以避免过低的温度造成注射时的不适感。

（3）物品的准备：可根据使用的胰岛素注射工具，准备相应的物品，如注射盘、专用注射器、胰岛素笔、针头、75%的医用酒精及医用棉签等。

2. 注射部位的选择

胰岛素的注射部位不同，吸收速度也不同。糖尿病患者应根据自身情况以及所使用的胰岛素种类选择合适的注射部位。

（1）注射部位：胰岛素注射有其特殊性，那就是需要皮下注射。人体适合皮下注射的部位有腹部、大腿外侧、手臂外侧和臀部，这些部位下面都有一层可吸收胰岛素的皮下脂肪组织，同时这些部位的神经分布很少。

★ 腹部：选择腹部注射胰岛素应避免在以肚脐为圆心、2.5厘米为半径的圆形区域内注射，而应该在肚脐两侧约一个手掌宽的距离内注射。如果在除此以外的腹部注射，针头容易扎到肌肉，即使是肥胖患者，越靠近腰部两侧，皮下组织的厚度也会变薄。肌肉组织吸收胰岛素的速度较脂肪组织快，因此容易发生低血糖。

★ 大腿：在大腿部位注射胰岛素时要避免注射到血管和神经。由于大腿的血管和神经多分布在内侧，所以，大腿注射时应选择前面或外侧面，以避免针头刺伤血管和神经。

★ 手臂：上臂注射胰岛素可选择侧面或者后侧部位，即手臂三角肌下外侧，因为该部位皮下组织较厚，肌内注射的风险较低。

★ 臀部：臀部上端外侧部位是臀部注射的最佳部位。因为即使是小儿患者或身材偏瘦的患者，该部位的皮下组织也很丰富，可最大限度降低注射至肌肉组织的危险性。

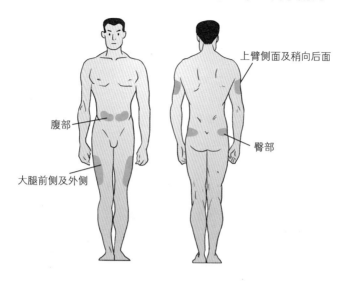

上臂侧面及稍向后面

腹部

臀部

大腿前侧及外侧

（2）不同胰岛素种类适宜的注射部位不同

★ 短效人胰岛素理想的注射部位是腹部。

★ 速效胰岛素类似物可以注射在任何部位。

★ 中长效胰岛素（如睡前注射的中效胰岛素）或长效胰岛素类似物理想的注射部位在大腿和臀部。

★ 预混胰岛素或预混胰岛素类似物理想的注射部位在腹部（早晨）、大腿或臀部（傍晚）。

由于上述原因，为了保证胰岛素注射的效果，糖尿病患者应该注意，尽量不要混淆注射部位和时间。在注射胰岛素时，必须保证在每天的同一时间于同一部位进行注射。如果医护人员推荐患者每天早晨注射胰岛素，且注射部位在腹部，那就应该一直选择在早晨进行腹部注射，而不应该选择其他时间和其他部位。只有这样，才能准确预测每次注射胰岛素后的药效。需要注意的是，这里所说的同一部位绝不是同一个注射点。如果反复使用同一点注射胰岛素，会导致皮下硬结的形成和发生脂肪萎缩,从而影响胰岛素的吸收,不利于血糖控制;还会影响个人外观形象以及增加注射的疼痛感,引起患者对注射胰岛素的抵抗和恐惧,从而降低对胰岛素治疗的信心和依从性。

3. 注射部位的轮换

局部硬结和皮下脂肪增生是胰岛素注射的常见并发症,而注射部位的轮换是有效的预防方法。使用胰岛素治疗的患者,应该掌握注射部位的轮换方法,包括不同注射部位之间的轮换和同一注射部位内的轮换。

注射部位的轮换可分为"大轮转"和"小轮转"。"大轮转"是指在腹部、上臂、大腿外侧和臀部这 4 个区域之间的轮流注射。而在每个部位内的小范围的轮流注射叫做"小轮转"。

注射部位轮换操作比较简单,下面介绍一种有效、操作简单的注射部位轮换方案:如下图所示,首先将注射部位分为 4 个等分区域(大腿或臀部可等分为 2 个等分区域),每周使用一个等分区域并始终按顺时针方向进行轮换。在任何一个等分区域内注射时,每次的注射点都应间隔至少 1 厘米,尽量避免在 1 个月内重复使用一个注射点,这样就可以最大限度避免局部组织损伤。

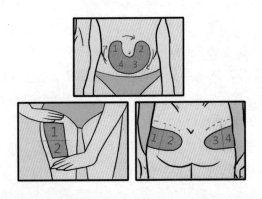

注意：**一旦发现注射部位出现疼痛、凹陷、硬结等现象，应该立即停止在该部位注射，直到症状消失。**

4. 注射部位的检查与消毒

当出现局部皮下脂肪增生、炎症或感染等情况时不能进行胰岛素注射，所以在进行注射前，应认真检查注射部位，若出现上述情况，应更换注射部位。

注射时，应确保注射部位的清洁。若注射部位不清洁，或者患者处于易发生感染的环境（如医院或疗养院），注射前应对注射部位进行消毒。

5. 正确的捏皮方法

捏皮也是糖尿病患者应该掌握的一项技能。

如何判定是否需要捏皮呢？在注射胰岛素前，要仔细检查注射部位，是否需要捏皮可根据患者自身体型、计划注射的部位以及针头的长度综合判定。如果估计注射部位的皮肤表面到肌肉间的距离可能短于针头的长度，应该捏起皮肤注射。

捏皮的正确手法是用拇指、食指和中指提起皮肤。切记，**不能用整只手来提捏皮肤**，这样容易造成肌肉和皮下组织一同被提起。捏皮时也不要太用力，避免皮肤发白或疼痛。

捏皮注射的最佳步骤是：捏起皮肤，形成皮褶；与皮褶表面呈 90 度进针后，缓慢推注胰岛素；当活塞完全推压到底后，针头在皮肤内停留至少 10 秒钟（采用胰岛素笔注射）；拔出针头；松开皮褶。

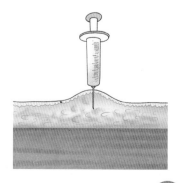

6. 进针角度

除捏皮外，采用合适的进针角度也可确保将胰岛素注射到皮下组织。在不捏皮的情况下，采用 45 度角进行注射，可增加皮下组织的厚度，降低注射至肌肉层的危险。

胰岛素注射针头规格不同，一般来说，使用较短（4 毫米或 5 毫米）的针头时，大部分患者无需捏起皮肤，并可 90 度进针；使用较长（≥8 毫米）的针头时，需要捏皮和（或）45 度角进针，以降低注射至肌肉层的风险。

7. 针头留置时间

胰岛素的注射比较特殊，注射时，针头需留置一段时间以减少漏液。患者在使用胰岛素笔注射时，在完全按下拇指按钮之后，在拔出针头前应至少停留 10 秒钟，以确保全部药物被注入皮下，防止药液渗漏。如果药物剂量较大，停留时间也应有所延长（超过 10 秒钟）。此外，胰岛素注射针头为一次性耗材，每次注射后应卸下、丢弃。反复使用同一个针头，不仅会增加注射的疼痛感，还会造成针头留在体内等意外情况。

8. 注射器材的规范废弃

注射器和注射笔用针头属于医疗污染锐器，使用后应该规范废弃。糖尿病患者应掌握最佳的处理方法：将注射器或胰岛素笔用针头套上外针帽后，放入专用废弃容器内再丢弃。如果没有专用废弃容器，也可使用加盖的硬壳容器替代（不会被针头刺穿）。切记，**不可将未处理的注射器材丢入公**

共垃圾桶或垃圾场,以免伤及他人。

第三节　GLP-1受体激动剂

　　我患糖尿病已经有几年了,最近在医院检查发现,不仅血糖,血压、血脂化验指标都偏高,再加上体形偏胖,医生说我是心血管疾病的高危人群。在最近的这次复诊时,医生建议我使用GLP-1受体激动剂。我只知道这是一种新型降糖药物,但不是特别了解是否适合我? 使用时应该注意哪些问题?

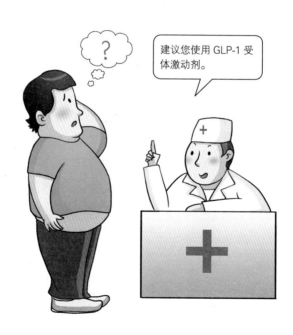

······· 可能遇到的**困难**或**问题** ·······

★ 什么是 GLP-1 受体激动剂?
★ GLP-1 受体激动剂有哪些特点?
★ 使用 GLP-1 受体激动剂需要注意哪些问题?

············ 应该掌握的**知识和技巧** ············

一、GLP-1 受体激动剂的特点

1. 作用特点

胰高血糖素样多肽 -1(GLP-1)受体激动剂是近年来研究发现的一种新型降糖药物。该类药物是一种能够增强胰岛素分泌的肠道激素,主要通过刺激胰岛 β 细胞分泌胰岛素,同时抑制胰高糖素(体内的升血糖激素之一)分泌,并能抑制食欲,减慢胃排空,减慢食物中葡萄糖进入血液循环的速率等,通过多重机制而达到降低血糖的目的。

目前国内上市的 GLP-1 受体激动剂有艾塞那肽和利拉鲁肽,均需皮下注射。GLP-1 受体激动剂可以有效降低血糖,显著降低体重,改善甘油三酯水平和血压。包括我国 2 型糖尿病患者在内的临床研究显示,利拉鲁肽降低糖化血红蛋白(HbA1c)的作用与格列美脲(一种磺脲类药物)相当,可使体重下降 1.8~2.4 千克,收缩压下降约 3 毫米汞柱;艾塞那肽可以使 HbA1c 降低 0.8%,体重下降 1.6~3.6 千克。GLP-1 受体激动剂可以单独使用或与其他口服降糖药联合使用。

2. 不良反应及禁忌证

GLP-1 受体激动剂的常见不良反应主要包括恶心、呕吐、腹泻、腹痛和上腹部不适、消化不良、食欲下降、低血糖等。罕见的不良反应有胰腺炎、皮疹等。

GLP-1 受体激动剂禁用于对该类产品活性成分或任何其他辅料过敏者。

3. 适用人群

GLP-1 受体激动剂适用于成年 2 型糖尿病患者。

艾塞那肽是国内上市最早的 GLP-1 受体激动剂，适用于单用二甲双胍、磺脲类以及二甲双胍联合磺脲类治疗，血糖仍控制不佳的患者。

在国内，利拉鲁肽与二甲双胍或磺脲类药物联合应用，适用于单用二甲双胍或磺脲类药物最大可耐受剂量治疗后，血糖仍控制不佳的患者。

4. 代表药物及特点

根据降糖作用时间长短，GLP-1 受体激动剂可分为短效和长效制剂。艾塞那肽为短效制剂，需要每天注射 2 次。长效制剂有利拉鲁肽，每天注射 1 次。

二、使用 GLP-1 受体激动剂的注意事项

★ GLP-1 受体激动剂不能代替胰岛素，不适用于 1 型糖尿病和糖尿病酮症酸中毒患者的治疗。

★ 对于有严重胃肠道疾病的患者、妊娠期和哺乳期妇女以及儿童，不推荐使用。

★ 在艾塞那肽和利拉鲁肽的使用中，有少数急性胰腺炎的病例报道。使用该药物的患者应了解急性胰腺炎的特征性症状，如果怀疑发生了胰腺炎，应立即停止使用。

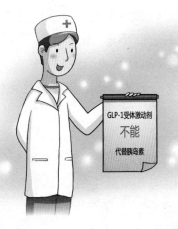

★ GLP-1 受体激动剂与磺脲类药物合用时,低血糖的发生率升高。适当减小磺脲类药物的剂量可降低低血糖风险。联合使用 GLP-1 受体激动剂和磺脲类药物的患者,在驾驶或操作机械时应采取必要措施防止发生低血糖。

★ 在艾塞那肽的使用中,有罕见肾功能改变的报告,因此不推荐艾塞那肽用于终末期肾病或严重肾功能不全(肌酐清除率 <30 毫升 / 分)的患者。

★ 利拉鲁肽在纽约心脏学会(NYHA)分级Ⅰ~Ⅱ级的充血性心力衰竭的患者中的治疗经验有限;目前还没有在Ⅲ~ Ⅳ级充血性心力衰竭患者中的使用经验。

★ 有甲状腺髓样癌既往史或家族史以及 2 型多发性内分泌肿瘤综合征的患者不能使用利拉鲁肽。

第四节　中药

最近,听病友老王说,在吃了一段时间的中药后他的病情控制得还不错,体质也得到了增强。目前,我只知道胰岛素和口服降糖西药是治疗糖尿病的重要手段,对中医中药治疗糖尿病还不是很了解。中医是如何定义糖尿病的?关于糖尿病的治疗,中医都流传下来了哪些经典的中药名方?另外,如果中药可以治疗糖尿病,那么有哪些中药可以用于糖尿病的治疗?

中医可以治疗糖尿病吗?

可能遇到的困难或问题

★ 中医如何定义糖尿病?
★ 中医治疗糖尿病的经典名方有哪些?
★ 哪些中药可以用于糖尿病的治疗?

应该掌握的知识和技巧

 一、中医与糖尿病

中医对糖尿病的认识与防治历史悠久,早在中医经典著作《黄帝内经》中，就有关于糖尿病的病因、鉴别诊断、药食禁忌的记载，但是中医学中没有"糖尿病"这个病名，糖尿病相当于中医的"消渴"范畴。

《黄帝内经·素问》称之为消，并有"消渴"、"消中"、"肺消"等病名，并明确记载，此病多发生在上层社会，病因是"饮食结构的比例失调"。例如，在《素问·腹中论》中记载"夫热中、消中者，皆富贵人也"。《素问·奇病论》中记载"此人必数食甘美而多肥也，肥者令人内热，甘者令人中满，故其气上溢，转为消渴"。在《黄帝内经》的基础上，历代医家对本病不懈研究，取得进展，至《金匮要略》立消渴专篇，提出了"三消症状"及治疗方药。

消渴是以多饮、多食、多尿、身体消瘦、尿有甜味儿为特征的病证。本证的病因，中医认为，主要由于素体阴虚，饮食不节，加之情志失调、劳欲过度所致。

1. 消渴的特点

消渴以阴虚燥热为主要病机，主要有以下几个特点。

（1）阴虚为本，燥热为标：燥热与阴虚往往互为因果。燥热越重，则阴虚也越重，阴虚又加重燥热，两者形成恶性循环。病变涉及的脏腑有肺、胃、肾，而以肾脏的病变最为关键，但三者之间又可相互影响。例如，肺主治节，为水之上源，如肺燥阴虚，津液失于输布滋养，则胃失濡润，肾失滋源。若胃热偏盛，则可灼伤肺津，耗损肾阴。若肾阴不足，阴虚火旺，则可上炎肺、胃。最终导致肺燥、胃热、肾虚三者并存，表现为多饮、多食、多尿。阴虚热淫乃本证病机特点。

（2）阴虚燥热，消渴血瘀：阴虚内热，耗津灼液而成瘀血；或病损及阳，致阴阳两虚，阳虚则寒凝，故致血瘀。

（3）气阴两伤，阴阳俱虚：若本证迁延日久，阴损及阳，

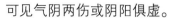

可见气阴两伤或阴阳俱虚。

(4)情志创伤,消渴诱因:情志创伤是消渴发病的主要原因之一。情志因素多为肝之所司,忧思愤怒或者抑郁不舒,肝气郁结,郁而化火,多饮而渴。肝肾同源,肝郁化火,必损肾阴,肾失固摄,故尿多而味儿甜。肝主疏泄,司调畅气机。近代有学者认为,气郁是诸郁的根本,建立以肝、脾、肾三脏为中心的病机学说,主张以调肝、健脾、补肾来治疗消渴。

2. 糖尿病的辨证分型

1994年6月国家中医药管理局发布的《中医病证诊断疗效标准》中,对糖尿病的辨证分型做了以下分类,目前为临床上所通用,内容如下:

(1)燥热伤肺型:烦渴多饮,口干咽燥,多食易饥,小便量多,大便干结。舌质红,苔薄黄,脉数。

(2)胃燥津伤型:消谷易饥,大便秘结,口干欲饮,形体消瘦。舌红苔黄,脉滑有力。

(3)肾阴亏虚型:尿频量多,混如脂膏,头晕目眩,视物模糊,耳鸣腰酸,口干唇燥,失眠心烦。舌红无苔,脉细弦数。

(4)阴阳两虚型:尿频,饮一溲一(饮多少尿多少),色混如膏。面色黧黑,耳轮枯焦,腰膝酸软,消瘦明显,阳痿或月经不调,畏寒面浮。舌淡苔白,脉沉细无力。

(5)阴虚阳浮型:尿频量多,烦渴面红,头痛恶心,口有异味,形瘦骨立,唇红口干,呼吸深快。或神昏迷蒙,四肢厥冷。舌质红,苔灰或焦黑,脉微数疾。

二、中医治疗糖尿病的经典名方

古往今来,中医治疗糖尿病有多种方法。有从肝论治,有从健脾论治,有补肾论治,有活血论治,有滋阴论治,等等,具体治则要根据病机来定。这也就是中医经常说的辨证论治。经过历代医家对糖尿病的不断研究与实践,中医在防治糖尿病方面积累了非常丰富的经验,留下了以下几首防治糖尿病(消渴)的经典名方。

1. 大补阴丸

【出处】《丹溪心法》。

【主要成分】龟甲、黄柏、熟地黄、知母。

【功用】滋阴降火。

【主治】阴虚火旺。骨蒸潮热,盗汗遗精,咳嗽咯血,心烦易怒,足膝疼热,舌红少苔,尺脉数而有力。

【运用】本方为滋阴降火常用方,临床应用以骨蒸潮热、舌红少苔、尺脉数而有力为辨证要点。现代常应用于甲状腺功能亢进、肾结核、骨结核、糖尿病等属于阴虚火旺者。

2. 六味地黄丸

【出处】《小儿药证直诀》。

【主要成分】熟地黄、山茱萸、干山药、泽泻、牡丹皮、茯苓。

【功效】滋阴补肾。

【主治】肾阴虚证。腰膝酸软,头晕目眩,耳鸣耳聋,盗汗,遗精或骨蒸潮热,手足心热,口燥咽干,牙齿动摇,消渴以及小儿囟门不合,舌红少苔,脉细数。

【运用】本方是治疗肾阴虚证的基础方。临床应用以腰膝酸软、头晕目眩、口燥咽干、舌红少苔、脉细数为辨证要点。现代常用于治疗慢性肾炎、高血压、糖尿病、肺结核、甲状腺功能亢进、无排卵性功能性子宫出血、更年期综合征等属肾阴虚弱者。

3. 白虎汤

【出处】《伤寒论》。

【主要成分】石膏、知母、炙甘草、粳米。

【功效】清热生津。

【主治】气分热盛证。壮热面赤,烦渴引饮,汗出恶热,脉洪大有力。

【运用】本方为治阳明气分热盛证的基础方。以身大热、汗大出、口大渴、脉洪大为辨证要点。本方常用于感染性疾病,如大叶性肺炎、流行性乙型脑炎、流行性出血热、牙龈炎以及小儿夏季热、糖尿病、风湿性关节炎等属气分热盛者。

4. 竹叶石膏汤

【出处】《伤寒论》。

【主要成分】竹叶、石膏、半夏、麦冬、人参、炙甘草、粳米。

【功效】清热生津,益气和胃。

【主治】伤寒、温病、暑病余热未清,气津两伤证。身热多汗,心胸烦闷,气逆欲呕,口干喜饮,或虚烦不寐,舌红苔少,脉虚数。

【运用】本方为治疗热病后期,余热未清、气阴耗伤的常用方。以身热多汗、气逆欲呕、烦渴喜饮、舌红少津、脉虚数为辨证要点。本方常用于余热未清、气津两伤者,糖尿病的干渴多饮属胃热阴伤者,亦可应用。

5. 益胃汤

【出处】《温病条辨》。

【主要成分】沙参、麦冬、冰糖、细生地、玉竹。

【功效】养阴益胃。

【主治】阳明温病,胃阴损伤证。不能食,口干咽燥,舌红少苔,脉细数。

【运用】本方为滋养胃阴的代表方剂。以食欲不振、口干咽燥、舌红少苔、脉细数为辨证要点。本方现代常用于慢性胃炎、糖尿病、小儿厌食症等属胃阴亏损者。

6. 肾气丸

【出处】《金匮要略》。

【主要成分】干地黄、山药、山茱萸、泽泻、茯苓、牡丹皮、桂枝、附子。

【功效】补肾助阳。

【主治】肾阳不足证。腰痛脚软,下半身常有冷感,少腹拘急,小便不利或小便反多,入夜尤甚,阳痿早泄,舌淡而胖,脉虚弱,尺部沉细,以及痰饮、水肿、消渴、脚气、转胞等。

【运用】本方为治疗肾阳不足的常用方剂。临床应用以腰痛脚软、小便不利或反多、舌淡而胖、脉虚而尺部沉细为辨证要点。现代常用于慢性肾炎、糖尿病、醛固酮增多症、甲状腺功能低下、性神经衰弱、肾上腺皮质功能减退、慢性支气管哮喘、更年期综合征等属肾阳不足者。

7. 玉液汤

【出处】《医学衷中参西录》。

【主要成分】生山药、生黄芪、知母、生鸡内金、葛根、五味子、天花粉。

【功效】益气滋阴,固肾止渴。

【主治】消渴。口干而渴,常欲饮水,小便数多,困倦气短,脉虚细无力。

【运用】本方是治疗气阴两虚型消渴病的基础方。糖尿病、尿崩症等属于气阴不足、脾肾两虚者,可用本方加减治疗。

三、用于治疗糖尿病的中药

近年来,在中药治疗糖尿病的研究方面,有了很大的进展。研究结果表明,多种中药含多种具有降糖作用的成分,如多糖类、黄酮类、萜类、甾体皂苷类、生物碱类等。

1. 多糖类

多糖类可促进胰岛素释放,增加肝糖原合成和组织对糖的利用。一般,中草药根茎中富含淀粉多糖,花草类含纤维多糖较多。常用于治疗糖尿病的含有多糖类的中药有:人参、天麻、玉竹、冬虫夏草、杜仲、知母、茯苓、紫河车(胎盘)、桑叶、桑套、桑白皮、猪苓、桔梗、葛根、黄芪、紫草、薏苡仁、天花粉等。

2. 黄酮类

黄酮类能够增加血管弹性,降低血液黏度,增加血流量,从而预防和治疗糖尿病血管神经并发症。黄酮类在植物中普遍存在,富含黄酮类的中药品种较多,如山楂、山药、车前子、生地、半夏、大豆、茶叶、苦荞麦、蜂胶、蚕茧等。

3. 萜类

萜类主要影响人体内的物质代谢,增加组织细胞对糖的利用。含萜类化合物的中药有人参、番石榴皮、石榴树树皮或根皮、地骨皮、地黄、当归、地肤子、木香、丹参、田三七、灵芝、芍药、苦瓜、茵陈、菠菜根、桔梗等。

4. 甾体皂苷类化合物

甾体皂苷类化合物的降糖机制与西药磺脲类作用相似,能提高胰岛素的分泌量,增加胰岛素受体数量和敏感性。富含甾体皂苷类化合物的中药有万年青、五味子、柴胡、知母、山药、苦瓜、绞股蓝、西洋参等。

第五节　药物的联合应用

医生说,如果吃一种降糖药血糖控制不好,可以加用另外一种降糖药。前几天,我自己监测血糖发现空腹和餐后血糖都很高,我觉得血糖控制得不好,就自己去买了另外一种降糖药,结果服药后就出现了低血糖。我不知道降糖药物联用时应该注意哪些问题? 哪些药物可以联用? 哪些药物不能联用?

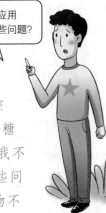

降糖药联合应用应注意哪些问题?

可能遇到的困难或问题

★ 联合使用降糖药物应注意哪些问题?

★ 胰岛素与口服降糖药联合需要注意哪些问题?

应该掌握的知识和技巧

一、药物联合应用原则

当疾病进展到一定程度,单一药物无法有效控制血糖时,需要联合使用降糖药。考虑降糖药物的联合应用时,要掌握药物的联用原则:

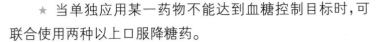

★ 当单独应用某一药物不能达到血糖控制目标时,可联合使用两种以上口服降糖药。

★ 首选二甲双胍与胰岛素促泌剂或 α- 糖苷酶抑制剂。

★ 各类口服降糖药还可与胰岛素合用,但一般情况下,需要胰岛素替代治疗的患者不联合使用胰岛素促分泌剂(磺脲类、格列奈类)。

★ 小剂量各类药物联合应用,可减少单一用药的毒副作用并提高疗效。

★ 同一类口服降糖药不能联合应用。

★ 联合用药应综合考虑药物的作用机制、体重、年龄、并发症、肝肾功能及常见不良反应。

二、 胰岛素与口服降糖药的联合应用

1. 口服降糖药与胰岛素联用的优势

不同降糖药物的作用机制不同,在考虑降糖药物的联用时,应该做到取长补短。合理联合胰岛素与口服降糖药物,不仅可以使两种药物的作用互补,还能够减少各自的不良反应,较单一口服降糖药或单用胰岛素有诸多优势。

★ 口服降糖药与胰岛素早期联用,可以使患者自身胰岛 β 细胞得到一定程度的休息,有助于保护胰岛功能,延缓胰岛 β 细胞的功能衰竭。

★ 两者联用可以节省胰岛素用量,避免外源性高胰岛素血症,还可以避免体重增加,减轻胰岛素抵抗。

★ 有助于血糖(尤其是空腹血糖)的有效控制,进而增强白天口服降糖药的疗效,全天候改善糖代谢。

★ 减少血糖波动,降低低血糖发生率。

★ 两者联用使口服降糖药用量减少,避免因药物用量过大所致的肝肾毒副作用。

★ 有助于避免或延缓口服降糖药的继发失效。

2. 如何联用

在制订个体化口服降糖药与胰岛素联合使用策略时,医生会根据患者的实际情况,如年龄、病程、血糖控制状况、并发症以及患者对药物的敏感性、依从性、预后评估等诸多方面进行综合判断。

通常情况下,用于补充基础胰岛素的长效胰岛素类似物和中效胰岛素可以与任何一种口服降糖药物联合使用,也可以联用 2 种或 2 种以上不同作用机制的口服降糖药物。用来补充餐时胰岛素的短效胰岛素可以同二甲双胍、α-糖苷酶抑制剂、噻唑烷二酮类等口服降糖药中的一种或两种联用。基础和餐时胰岛素的预混胰岛素可以与二甲双胍、α-糖苷酶抑制剂、噻唑烷二酮类等口服降糖药中的一种或两种联用。

从口服降糖药物的角度来讲,磺脲类或格列奈类胰岛素促泌剂可以与长效胰岛素及中效胰岛素联用。二甲双胍、α-糖苷酶抑制剂、噻唑烷二酮类等口服降糖药可以与短效胰岛素及预混胰岛素联用。

由于 DPP-4 抑制剂在我国上市较晚,我国尚未批准 DPP-4 抑制剂与胰岛素联合使用的适应证。但是,部分 DPP-4 抑制剂与胰岛素的联合使用已获得美国食品药品监督管理局(FDA)和欧洲药品管理局(EMA)的批准。

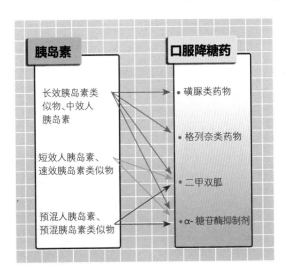

注意：联合用药的种类、方法与剂量需要相当高的医学专业知识背景，所以，需要联合使用降糖药物时，一定要听从专业医生的建议。

本章小结

降糖药物是治疗糖尿病的有利武器。糖尿病患者要充分了解各种降糖药物的特点，并结合自身情况，科学、合理运用这个抗糖武器，将自身血糖控制好，远离并发症，回归健康生活。

笔记

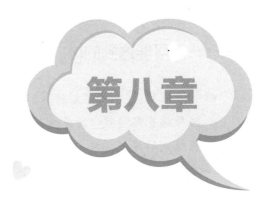

第八章

并发症防治

经常听医生说:"控制好糖尿病,积极防治糖尿病并发症,将会和正常人一样"。听到这些话我总是很高兴,对自己糖尿病的治疗很有信心。可是,说到积极防治糖尿病并发症,我又有些迷茫了。糖尿病并发症都包括哪些? 出现哪些症状说明我可能已经出现了并发症? 万一我很倒霉地合并了这些并发症,我要如何处理? 最重要的是,我要如何积极预防这些"万恶"的并发症呢?

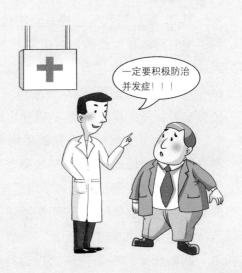

一定要积极防治并发症！！！

可能遇到的困难或问题

★ 关于低血糖,需要了解什么?

★ 糖尿病有哪些致命的急性并发症? 如何预防?

★ 糖尿病的慢性并发症都有哪些? 该如何预防这些致残、致命的慢性并发症?

★ 如何防治心脑血管疾病?

应该掌握的知识和技巧

一、低血糖相关知识

1. 低血糖的概念

众所周知,糖尿病的特点是高血糖,可是,为何又会出现低血糖呢?

其实,高血糖和低血糖是紧密相连的。例如,当患者服用了平时可以将血糖控制在正常水平的药物量,而加大了当天的运动量或减少了当天的进食量,就有可能会出现心慌、出冷汗、急躁、易怒等症状,一般情况下,喝杯糖水或进食一些食物就会马上得到缓解,这就是出现了低血糖症。

这里所讲的低血糖是指糖尿病患者在药物治疗过程中发生的血糖过低的现象,可导致患者不适甚至生命危险。因为血糖控制越接近正常越容易出现低血糖症状,所以它也是血糖达标的主要障碍,应该引起重视。

2. 引起低血糖的原因

低血糖事件在糖尿病治疗过程中几乎是不可避免的。

那么,到底是什么原因引起的低血糖呢?

首先,糖尿病患者发生低血糖最常见的原因是药物过量。可引起患者低血糖的降糖药物有胰岛素、磺脲类和非磺脲类胰岛素促泌剂,其他种类的降糖药物单独使用一般不会导致低血糖。

其次,日常生活中有很多细节会引起患者发生低血糖。例如,感觉今天食欲很差,就进餐很少,或者今天天气很好,增加了一些运动量,但没有及时调整降糖药物的量;空腹饮酒等,这些让患者不以为意的细节都有可能导致低血糖。因此,糖尿病患者应该注意一些生活细节。

除上述原因之外,还有一部分患者对低血糖的自我调节能力较差,要特别注意。这些患者包括老年患者、肝功能和肾功能减退的患者以及有严重微血管并发症的患者。

3. 低血糖的症状及识别

对于非糖尿病患者来说,低血糖的诊断标准为血糖 <2.8 毫摩尔 / 升,而对接受药物治疗的糖尿病患者来说,只要血糖≤3.9 毫摩尔 / 升就属于低血糖范畴了。

大部分患者在出现低血糖之前会先出现一些症状,最常见的有发抖、紧张、出汗、急躁易怒、不友好、焦虑、头痛、饥饿等。

还有一部分患者还没有出现上述症状就已经发生低血糖了,但自己还浑然不知。这种低血糖症状称为"无意识低血糖"。若经常发生无意识低血糖,再发生低血糖时,患者可直接表现为无先兆症状的低血糖昏迷,如果得不到及时抢救会有生命危险。因此,这部分患者要增加血糖监测的频率。易出现无意识低血糖的患者有:有轻度自主神经病变的患者、糖尿病病程长的患者、最近发生过低血糖的患者、血糖控制较严的患者。

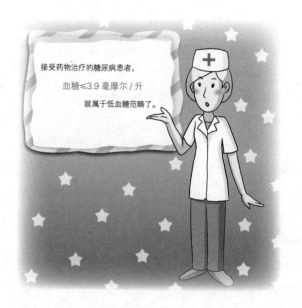

接受药物治疗的糖尿病患者，

血糖≤3.9毫摩尔/升

就属于低血糖范畴了。

4. 低血糖对糖尿病患者会造成哪些伤害

低血糖若得不到及时的救治，其危害性有可能会超过高血糖所带来的危害，甚至会危及生命。

低血糖会引起交感神经兴奋，心肌耗氧量增加，患者出现饥饿感、头晕眼花、心慌、手颤、面色苍白、出冷汗、虚弱无力等症状，还会增加心肌梗死等心脑血管意外的风险。脑组织的能量代谢全部依靠葡萄糖供能，严重低血糖会引起大脑供能障碍，进而导致患者意识恍惚、昏昏欲睡，甚至昏迷、死亡，长期慢性的低血糖还会加速脑细胞的死亡。

5. 低血糖的及时处理

俗话说得好，"常在河边走，哪有不湿鞋"。低血糖有时候是防不胜防的，所以，糖尿病患者要学会"对付"它，即便真的发生了低血糖，也不用怕。

当注意到有低血糖反应时，若条件允许，应立即检测血糖值,随后要记得"两个15",即摄入15克葡萄糖或其他无脂碳水化合物,等15分钟后再次检测血糖值。若血糖值没有上升到正常,需要再进食15克碳水化合物,然后再等15分钟后检测血糖。要注意的是,因为脂肪会减慢碳水化合物的吸收,所以应避免脂肪的摄入,这样也避免了摄入不必要的热量。

含有约15克碳水化合物的食品有:2~5个葡萄糖片(这是最好的选择,具体数量视不同商品规格而定),半杯橘子汁,10块水果糖,两大块方糖,一大汤勺的蜂蜜或玉米汁,一杯脱脂牛奶。

如果患者出现了比较规律的低血糖(一般1周1~2次),不能每次都使用"两个15"的办法对付它,这样下去最终将会导致体重增加。这时应该及时与医生进行沟通,医生只要调整一下治疗方案就可以很有效预防低血糖的发生了。

6. 低血糖的预防

糖尿病患者应该积极学习预防低血糖的策略,把低血糖的发生率降到最低。低血糖的预防策略主要有以下几方面:

(1) 养成良好的生活习惯,时刻预防低血糖

★ 生活规律,定时定量进餐:当饮食量过少、延迟进餐或禁食时,要及时调整口服降糖药物或胰岛素的剂量。

★ 规律运动:若人体运动时间过长,会增加葡萄糖的需求量,胰岛素敏感性也会提高,进而有可能诱发低血糖,所以,糖尿病患者当运动时间超过1小时后要及时加餐。

★ 限制饮酒:酒精会减少肝糖原异生,抑制肝糖释放而易使机体发生低血糖,因此,糖尿病患者应该不饮酒。在迫不得已需要饮酒时,应先进食些主食,提高血糖浓度来应对低血糖,并且要控制饮酒量。

★ 遵医嘱使用口服降糖药或胰岛素：患者为了达到降糖的目的，自行盲目增加口服降糖药或胰岛素剂量，或联合使用其他口服降糖药，药物的降糖能力发挥协同作用，会导致低血糖的发生。

（2）制订合理的血糖控制目标：是否采用强化血糖控制，应根据患者自身情况而定。身体条件好、年轻的患者可以采用强化治疗；而身体素质差、老年患者应放宽血糖控制目标值。

（3）加强血糖监测：糖尿病患者家中应常备一台血糖仪用来监测平时的血糖值。这不但可以使患者更好地了解自身的情况，还可以及时防治低血糖。

（4）随身携带预防低血糖的食物和救助卡：糖尿病患者外出时，应随身携带一些糖果、果汁、饼干等食物和一张写有姓名、家庭住址、联系方式及正在服用的降糖药物等内容的"糖尿病急救卡"，以便在出现低血糖时及时自救或得到他人的有效帮助。

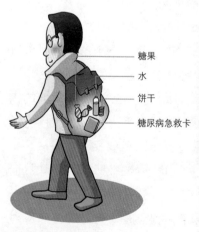

糖果
水
饼干
糖尿病急救卡

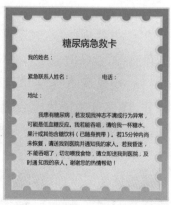

糖尿病急救卡

我的姓名：

紧急联系人姓名：　　　　电话：

地址：

　　我患有糖尿病，若发现我神志不清或行为异常，可能是低血糖反应。我若能吞咽，请给我一杯糖水、果汁或其他含糖饮料（已随身携带）。若15分钟内尚未恢复，请送我到医院并通知我的家人。若我昏迷、不能吞咽了，切勿喂我食物，请立即送我到医院，及时通知我的亲人。谢谢您的热情帮助！

（5）肝肾功能不全时，应及时找专科医生，调整口服降糖药物或胰岛素使用剂量：几乎所有降糖药物都通过肝脏或肾脏代谢，肝肾功能不全时，所应用的降糖药物的半衰期会延长，它们在机体内发生降糖的累计效应将会增加，易诱发低血糖。

（6）当出现血糖值波动较大时，要及时与专科医生联系，以便得到正确处理。

二、急性并发症相关知识

1. 糖尿病酮症酸中毒

糖尿病酮症酸中毒是由于糖尿病患者病情加重时，血糖明显升高，胰岛素分泌不足，引起糖、脂肪、蛋白质三大物质代谢紊乱，导致酮体生成过多，造成严重后果的糖尿病急性并发症。酮症酸中毒是糖尿病患者最常见的急性并发症。

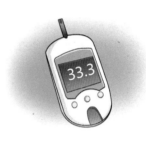

（1）酮症酸中毒的临床症状：在糖尿病酮症酸中毒的早期，会出现糖尿病的症状加重，如明显的口渴、尿量增多、乏力、恶心等。在这个阶段，若及时发现，并及时治疗，患者症状会好转。若未得到及时诊治，病情可迅速恶化，患者会出现疲乏、食欲减退、恶心、呕吐、多尿、口干、头痛、嗜睡、呼吸深快，出现酸中毒特有的深大呼吸，呼气中有烂苹果味。病情进一步发展，患者可因失水加重，出现尿量减少、眼球下陷、皮肤干燥、血压下降、心率加快、四肢厥冷，即使合并感染，体温也多无明显升高。到了晚期，患者会出现意识障碍

（不同患者有明显差别），可表现为嗜睡、烦躁，甚至昏迷，部分患者表现为腹痛。

（2）酮症酸中毒的诱因：1型糖尿病患者有自发酮症酸中毒倾向，2型糖尿病患者在一定诱因作用下也可发生酮症酸中毒。常见诱因如下：

★ 感染：为最常见的诱因，多为急性感染或慢性感染急性发作。常见感染包括肺炎、胃肠道急性感染、急性胰腺炎、肾盂肾炎、尿路感染、化脓性皮肤感染等。严重者还可发生败血症、脓毒血症等。

★ 胰岛素治疗中断或不适当减量：胰岛素缺乏时，会导致严重的高血糖，从而出现酮症酸中毒。因此，1型糖尿病患者及2型糖尿病病程长、胰岛功能差的患者，需要每天坚持胰岛素治疗，无论什么原因，都不应中断胰岛素的使用，否则，极易出现酮症酸中毒。

★ 饮食不当：如饮酒过度、过多进食含脂肪多的食物、暴饮暴食、无节制进食、短时间摄入大量高热量食物等均有可能引起酮症酸中毒。

★ 胃肠道疾病：如急性胃肠炎引起恶心、呕吐、腹泻，导致重度失水和进食热量不足；肠梗阻、肠道严重感染时会使糖尿病病情加重，从而进一步导致酮症酸中毒。

★ 各种应激状态：如急性心肌梗死、卒中、手术、创伤、精神紧张、妊娠和分娩等应激状态下，肾上腺皮质激素、儿茶酚胺等激素分泌增多，引起血糖升高，可导致酮症酸中毒。

★ 其他不明原因：有接近10%~30%的患者可没有明确诱因而突然出现酮症酸中毒。

（3）酮症酸中毒的治疗

★ 去除诱因和治疗并发症：如休克、感染、心力衰竭和心律失常、脑水肿和肾衰竭等。

★ 补液治疗：可纠正严重失水，有助于降低血糖和清除酮体。补液速度应先快后慢，并根据血压、心率、每小时尿量及周围循环状况决定输液量和输液速度。

★ 小剂量胰岛素静脉滴注治疗：加强血糖监测，根据血糖下降情况调整胰岛素用量。

★ 纠正电解质紊乱和酸中毒治疗。

（4）酮症酸中毒的预防：对于糖尿病患者来说，长期坚持严格控制血糖是预防酮症酸中毒发生的最有效措施。多数的酮症酸中毒患者的发病都是有一定诱因的，因此，要从以下几方面做到积极预防酮症酸中毒：

★ 糖尿病患者及家属应掌握糖尿病相关基础知识，提高对酮症酸中毒的认识，一旦怀疑出现了酮症酸中毒应及早到医院就诊。

★ 严格遵守胰岛素及降糖药物的治疗方案，不擅自终止或随意调整胰岛素及降糖药物的剂量。

★ 注意血糖、尿糖、尿酮的监测，了解尿量、体重的变化。

★ 遇到手术、妊娠、分娩等应激状态时，应首先使血糖得到良好的控制。

★ 坚持长期、有规律的运动，增强体质，预防感染。如果发生急性病，特别是严重的感染，必须尽早治疗。

2. 高血糖高渗综合征

高血糖高渗综合征是糖尿病急性代谢紊乱的另一临床类型，以严重高血糖、高血浆渗透压、脱水为特点，患者常有不同程度的意识障碍，甚至昏迷。高血糖高渗综合征的发生率低于糖尿病酮症酸中毒，多见于老年2型糖尿病患者。

（1）高血糖高渗综合征的临床症状：高血糖高渗综合征

开始发生时往往不被注意。其最初表现为多尿、口渴、多饮、倦怠、乏力等症状加重,反应稍迟钝、表情淡漠等。这样的状态可能持续数天或数周。此时,如果家属能够细心观察是可以发现的。若能及时发现,使患者可以得到及时治疗,就能降低病死率。但是,由于前期症状表现不明显或被其他并发症症状掩盖,高血糖高渗综合征有时是极易被漏诊或误诊的。而且,此病多见于老年患者,其发病初期的表情淡漠往往容易被忽视。随着病情的发展,患者会逐渐出现严重脱水和神经精神症状,常表现为反应迟钝、烦躁或淡漠、嗜睡,进而会出现昏迷、抽搐,晚期可少尿甚至无尿。由于失水,患者可出现体重明显下降、皮肤黏膜干燥、唇舌干裂、眼窝凹陷、血压下降、心跳加快,甚至休克。

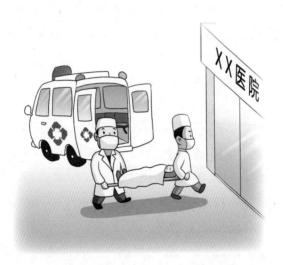

（2）导致高血糖高渗综合征的诱因:发生高血糖高渗综合征的患者极容易出现昏迷,一旦发病,死亡率是很高的。因此,我们需要知道引起高血糖高渗综合征的诱因,以便及

时纠正。

★ 血糖增高:有些人自己有糖尿病而不自知,没有采取正规治疗,而且不注意饮食,甚至因为其他疾病而误用高糖输液,致使血糖显著升高,从而导致高血糖高渗综合征。

★ 应激状态:感染最常见,尤其呼吸系统感染、尿路感染、胃肠道感染等。除此之外,还有外伤、手术、心肌梗死、消化道出血、脑卒中等应激状态未能进行良好的血糖控制,致使血糖显著升高,从而导致高血糖高渗综合征。

★ 饮水不足:老年患者口渴感减退或昏迷,进而造成进水太少、血液浓缩等,易进入高渗状态,从而导致高血糖高渗综合征。

★ 失水过多:如发热、急性肠胃炎严重呕吐、腹泻等造成失水过多又未及时补液,易进入高渗状态,从而导致高血糖高渗综合征。

(3)高血糖高渗综合征的治疗

★ 补液治疗:本病的特点为严重失水、高渗状态,故积极补液,纠正脱水为处理的关键。补液速度为先快后慢。

★ 小剂量胰岛素静脉滴注治疗:加强血糖监测,根据血糖下降情况调整胰岛素用量。

★ 纠正水、电解质和酸碱失衡。

★ 去除诱因和对症处理:如抗炎、维持生命体征的支持治疗等。

(4)高血糖高渗综合征的预防:高血糖高渗综合征的危害性极大,一旦发病,预后不良,其病死率为糖尿病酮症酸中毒的 10 倍以上。因此,我们要积极预防高血糖高渗综合征的发生。预防措施有以下几方面:

★ 老年患者要加强自我保健意识,遵循合理的治疗原则,严格控制血糖。若有口渴、多饮、多尿症状加重,或出现消化道症状(如恶心、呕吐等),必须立即就诊,接受正规治疗。

★　要注意饮水,防止脱水。但对含糖饮料的饮用要有一定的控制。

★　规律生活,合理起居,坚持长期规律的锻炼,防止各种感染、应激等。

★　出现任何不适时,均应加强血糖监测。

3. 糖尿病乳酸性酸中毒

糖尿病乳酸性酸中毒是指各种不同原因引起的血乳酸含量持续性升高,达5毫摩尔/升以上,导致高乳酸血症,进一步出现血pH值降低到7.35所致的临床综合征。糖尿病乳酸性酸中毒的发生率低,但是预后差,死亡率高。

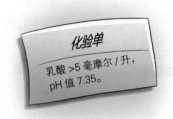

化验单
乳酸>5毫摩尔/升,
pH值7.35。

(1)乳酸性酸中毒的临床症状:糖尿病乳酸性酸中毒是由不同原因引起的,因此,根据不同的病因,临床症状也有所不同。

★　缺氧引起的患者,有发绀、休克及原发病表现。

★　药物引起的患者,有服用药物或醇类等病史及各种中毒表现。

★　由系统性疾病引起的患者,除原发病症状外,以酸中毒为主。起病较急,轻者表现为乏力症状加重、恶心、食欲降低,并出现头晕、嗜睡、呼吸稍深快的症状;中重度患者可出现恶心、呕吐、头痛、全身酸软、口唇发绀、深大呼吸、神志模糊、嗜睡、木僵、昏迷等症状,甚至血压下降、脉弱、心率快,可有脱水表现、意识障碍、四肢反射减弱、肌张力下降、瞳孔扩大、深度昏迷或出现休克。

（2）导致糖尿病乳酸性酸中毒的诱因

★ 血糖长期得不到良好控制：血糖长期升高，糖化血红蛋白（HbA1c）水平升高，血红蛋白携氧能力下降，造成局部缺氧，引起乳酸生成增多，导致乳酸性酸中毒。

★ 合并其他急性并发症：如合并急性感染、酮症酸中毒、高血糖高渗综合征时，可造成乳酸堆积，诱发乳酸性酸中毒。乳酸性酸中毒和酮症酸中毒可并存。

★ 合并其他重要器官疾病：如心、肝、肾脏疾病可使组织器官灌注不足，引起低氧血症。此外，肝肾功能障碍影响乳酸的代谢、转化及排出，进而可导致乳酸性酸中毒。

★ 药物作用影响：长期或过量服用苯乙双胍（降糖灵），可增强无氧酵解，抑制肝脏及肌肉对乳酸的摄取，抑制糖异生作用，可导致乳酸性酸中毒。

★ 其他：糖尿病患者常有丙酮酸氧化障碍及乳酸代谢缺陷，因此，平时即可存在高乳酸血症。除此之外，酗酒、一氧化碳中毒、服用水杨酸和乳糖过量时偶尔可诱发乳酸性酸中毒。

（3）糖尿病乳酸性酸中毒的治疗：糖尿病乳酸性酸中毒是由不同原因引起的，因此，在进行治疗时，应及时查找出病因，针对病因及诱因进行治疗，改善循环衰竭状态，控制血糖，补足热量，纠正酸中毒。

（4）糖尿病乳酸性酸中毒的预防：糖尿病乳酸性酸中毒虽然发生率低，但是，预后差，死亡率高，因此预防是非常重要的。积极有效的预防，可以更大限度地降低其发生率及死亡率。具体预防措施如下：

★ 严格掌握双胍类药物的适应证,对伴有肝、肾脏功能障碍或慢性心肺功能不全的患者以及食欲不振、一般情况差的患者,禁用双胍类降糖药物。

★ 需使用双胍类药物治疗的患者尽可能选用二甲双胍,不选用苯乙双胍。

★ 使用双胍类药物治疗的患者发生急性危重疾病时,应暂停该药,改用胰岛素继续治疗。

★ 对于长期使用双胍类药物的患者,要注意心、肺、肝、肾功能,如有异常应及时停药。

三、慢性并发症相关知识

1. 糖尿病肾病

糖尿病肾病是糖尿病常见的并发症,20%~40%的糖尿病患者会发生糖尿病肾病。它也是比较严重的并发症,是导致糖尿病患者肾衰竭的主要原因。

糖尿病肾病早期表现为尿中出现微量白蛋白,患者一般没有明显症状,逐步进展会出现肾功能损害、高血压、水肿。最后,病情进展至晚期,患者会出现严重肾衰竭、尿毒症,需要透析治疗或肾移植。

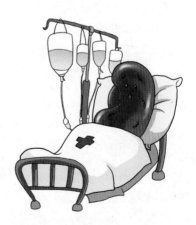

(1)糖尿病肾病的分期:糖尿病导致的肾损害分为5期。

Ⅰ期:肾小球高滤过,肾体积增大。

Ⅱ期:间断微量白蛋白尿,患者休息时晨尿或随机尿白蛋白与肌酐比值（ACR）正常（男性 <2.5 毫克 / 毫摩尔，女性 <3.5 毫克 / 毫摩尔）。通常，在Ⅰ、Ⅱ期，临床医生难以做出诊断。

Ⅲ期：早期糖尿病肾病期，以持续性微量白蛋白尿为标志，ACR 男性为 2.5~30.0 毫克 / 毫摩尔，女性为 3.5~30.0 毫克 / 毫摩尔。

Ⅳ期：临床糖尿病肾病期，显性白蛋白尿，ACR>30.0 毫克 / 毫摩尔，部分患者可表现为肾病综合征。

Ⅴ期：肾衰竭期。

（2）糖尿病肾病需要做的检查：2 型糖尿病患者在确诊糖尿病后每年均应做肾脏病变的筛查。最基本的检查是尿常规，检测有无尿蛋白。这种方式有助于发现明显的蛋白尿以及其他非糖尿病性肾病，但是会遗漏微量白蛋白尿。对于所有成年糖尿病患者，不管尿白蛋白排泄程度如何，至少每年都应该检测血肌酐。血肌酐可用来估算肾小球滤过率（eGFR）和评价慢性肾脏病的分期情况。

（3）糖尿病肾病的早期识别：糖尿病病程达 10~20 年后，约半数以上的患者会出现不同程度的蛋白尿。微量白蛋白尿是糖尿病肾病的早期信号，但多数患者没有临床症状，部分患者会出现腰酸脚肿、尿泡沫多的症状，往往容易忽视。所以，2 型糖尿病患者在确诊糖尿病后，不仅要做常规的肾功能检查，还要通过测定晨尿或随机尿中 ACR 检测尿液微量白蛋白。若结果异常，则应该在 3 个月内重复检测，以便于早期发现病症。若 3 次 ACR 检测中有 2 次指标升高，排除感染等其他因素时，可确定为微量白蛋白尿。

（4）糖尿病肾病的治疗

★ 改变生活方式：合理控制体重、糖尿病饮食、戒烟及适当运动等。

★ 低蛋白饮食：患者在临床糖尿病肾病期时应实施低蛋白饮食治疗。肾功能正常的患者每天饮食中蛋白质的量为0.8克/千克体重，而当患者肾小球滤过率下降后，饮食中每天进食蛋白的量为0.6~0.8克/千克体重。蛋白质来源应以优质动物蛋白为主。若患者每天进食蛋白质的量≤0.6克/千克体重，应适当补充复方 α-酮酸制剂。

★ 控制血糖：血糖控制不良可加速糖尿病肾病发生、发展，良好的血糖控制则可明显延缓病情发展。肾功能不全的患者可优先选择从肾脏排泄较少的降糖药，严重肾功能不全的患者应采用胰岛素治疗，且宜选用短效胰岛素，以减少低血糖的发生。

★ 控制血压：患者血压应该控制在140/80毫米汞柱以下，降压药首选肾素-血管紧张素系统抑制剂类药物，如血管紧张素转化酶抑制剂（ACEI）或血管紧张素Ⅱ受体拮抗剂（ARB）类。血压控制不良的患者可加用其他降压药物。

★ 纠正血脂紊乱。

★ 控制蛋白尿：自肾病变早期阶段（微量白蛋白尿期），不论患者有无高血压，首选肾素-血管紧张素系统抑制剂类药物（ACEI或ARB类），可减少尿白蛋白。

★ 透析治疗和移植：对于糖尿病肾病肾衰竭患者，应该尽早开始透析治疗，有条件的患者可行肾移植。

（5）糖尿病肾病的预防：糖尿病肾病的早期预防是非常重要的，常见的预防措施有：

★ 控制高血糖和高血压：严格控制血糖和血压，可防止或延缓糖尿病肾病的发生、发展，积极控制血糖在正常范围内，当血压>140/80毫米汞柱时，应使用降压药物，使血压维持在正常范围。

★ 对于已确定微量白蛋白增加，并能排除其他引起其增加的因素（如泌尿系感染、运动、原发性高血压等）的患者，应高度警惕，在注意积极控制血糖和血压的同时，还应强调低盐、低蛋白饮食，并且以优质动物蛋白为佳。

（6）糖尿病肾病患者饮食注意事项

★ 控制热量摄入：血糖持续升高会诱发胆固醇代谢障碍，促进肾脏的损害，严格控制热量摄入是控制血糖的关键。

★ 限制食盐摄入：为了保护肾脏，减轻其工作负荷，糖尿病患者食盐摄入量每天应在 6 克以内，严重肾衰竭时还应限制摄入水量。

★ 适当限制钾和蛋白质的摄入：酸中毒和高钾血症在糖尿病肾病患者中极易出现，一旦出现，将诱发心律紊乱和肝昏迷。因此，糖尿病患者应限制香蕉、红豆、沙丁鱼等富含钾的食物进食量；蛋白质应控制在每天 0.6~0.8 克 / 千克体重，并且以优质蛋白为主，包括牛奶、鸡蛋、鱼、瘦肉，而植物蛋白不易被身体利用，应该限制豆制品，以免增加肾脏负担。

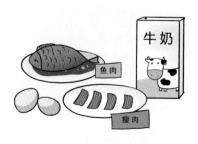

★ 摄入充足的维生素、微量元素：要特别注意 B 族维生素、维生素 C 和锌、钙、铁等的摄入，这些元素可对肾脏起保护作用。

2. 糖尿病视网膜病变与失明

糖尿病视网膜病变是糖尿病高度特异性的微血管并发症，眼底检查时可发现有微动脉瘤、微静脉扩张、出血、渗出、视网膜水肿以及新生血管等改变，是导致糖尿病患者失明的主要原因。

一般情况下，糖尿病病程越长，患者发生糖尿病视网膜病变的概率越高。若控制糖尿病不良，糖尿病患病后 5~9 年，约 10% 的患者会发生视网膜病变；糖尿病患病 15 年后，约 50% 的患者会发生视网膜病变；糖尿病患病 25 年后，80%~90% 的患者会发生视网膜病变。糖尿病患者中约有 40% 会出现糖尿病视网膜病的轻微症状，约有 3% 的患者会因为此疾病而遭受严重的视力损伤。

（1）糖尿病视网膜病变的分类：可分为非增殖性糖尿病视网膜病变与增殖性糖尿病视网膜病变。在进行眼底检查时，若视网膜仅出现血管膨胀、微动脉瘤、视网膜出血、视网膜水肿的表现，而无新生血管的形成，这便是非增殖性糖尿病视网膜病变；若发现除了非增殖性糖尿病视网膜病变表现外，视网膜上有新生血管的形成，这便是增殖性糖尿病视网膜病变。这些新生血管极易破裂，从而导致眼底大量出血，出血机化，最后导致视网膜的剥脱，甚至失明。

（2）糖尿病视网膜病变的症状及危害：糖尿病视网膜病变患者早期眼部一般无自觉症状，所以常被忽略。而随着病情的进展，患者可表现出不同程度的视力下降、复视、眼部肿胀、阅读障碍、眼前有黑色物体漂浮感等，若得不到及时的治

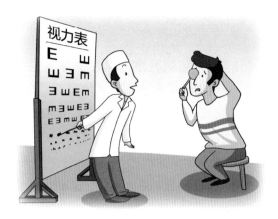

疗,最终可导致失明。

（3）糖尿病视网膜病变的治疗：对于糖尿病视网膜病变，需要综合治疗以有效阻止病情的发展。

★ 控制血糖：将血糖控制在正常范围内，对于早期糖尿病视网膜病变有促进逆转的作用，而长期控制血糖可预防和延缓糖尿病视网膜病变的恶化。

★ 药物治疗：对于早期病变可采用一些药物，降糖药和降压药物可减慢病变发展的速度。药物治疗可以作为眼底激光或手术治疗前后的辅助治疗。

★ 激光治疗：激光治疗是保存视力和防止失明的有效手段。针对糖尿病眼底出血、早期糖尿病视网膜病变小的点样出血或增殖期严重的玻璃体积血，医生会建议进行激光治疗。这种治疗是利用激光的光致热生物效应，通过对缺氧的视网膜外层细胞进行凝固，改善视网膜内层的供氧和促进视网膜内出血的吸收，同时减少或消除缺氧的视网膜神经细胞分泌的与新生血管生长有关的因子，使新生血管退化而间接达到止血的目的。激光治疗是防止糖尿病眼底病变恶化甚

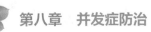

至失明的重要的有效手段,但该治疗不能改善视力,甚至短期内患者会有视力下降。

★ 手术治疗:不能进行激光治疗的患者要尽早手术。当糖尿病视网膜病变发展到非常严重的程度,如玻璃体大量出血不吸收,甚至出现牵引性的视网膜脱离时,必须施行玻璃体视网膜手术治疗。

（4）糖尿病视网膜病变的预防:由于糖尿病视网膜病变早期没有明显的症状,被忽视后往往会导致严重的后果。因此,在确诊糖尿病后,患者就应该尽早进行首次眼底检查和其他方面的眼科检查,以便于了解自身状况。除此之外,还要从下列几个方面做到对糖尿病视网膜病变的积极预防:

★ 控制血糖:包括控制空腹和餐后血糖,并使糖化血红蛋白（HbA1c）达标。血糖控制良好可以大大减少或延缓视网膜病变的发生和发展。

★ 防治高血压:高血压可使糖尿病视网膜病变的发生率增加,并使病情加重。因此,早期发现并积极治疗高血压,也是防止糖尿病视网膜病变的一个重要方面。

★ 改变不良生活方式:已有研究显示,视网膜疾病的发病率越来越高,与生活方式的改变有关。饮食高脂、高糖,运动减少等,是导致视网膜病变的常见原因。

★ 避免跳水、举重等运动形式。

★ 注意用眼卫生,避免视疲劳:每天看电视、电脑时间不超过 8 小时;经常眨眼睛。

★ 除了确诊糖尿病时的眼科检查,还要定期到眼科随诊,随诊时间为每年 1 次,检查项目为视力检查、眼底检查、眼底荧光造影、眼压测量。

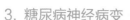

3. 糖尿病神经病变

糖尿病神经病变是糖尿病最常见的慢性并发症之一，主要是由于代谢紊乱所导致的氧化应激、血管性缺血缺氧、神经生长因子缺乏等，使神经受损。除此之外，自身免疫因素、维生素缺乏、遗传和环境因素等也可能与糖尿病神经病变的发生有关。

（1）糖尿病神经病变的类型

1）糖尿病周围神经病变：根据受损部位及临床表现分为以下几种类型：

★ 远端对称性多发性神经病变：是糖尿病周围神经病变最常见的类型。

★ 近端运动神经病变：是肌肉最常受累及的类型，以一侧下肢近端严重疼痛为多见，可有双侧远端运动神经同时受累，伴迅速进展的肌无力和肌萎缩。

★ 局灶性单神经病变：或称为单神经病变，可累及单侧颅神经或脊神经。

★ 非对称性的多发局灶性神经病变：同时累及多个单神经的神经病变称为多灶性单神经病变（或非对称性多神经病变）。

★ 多发神经根病变：最常见的为腰段多发神经根病变，主要表现为高腰段的神经根病变引起的一系列症状。

2）糖尿病自主神经病变：是糖尿病常见的并发症，可累及心血管、消化、呼吸、泌尿生殖等系统，还可出现体温调节、泌汗异常及神经内分泌障碍。

（2）糖尿病神经病变的症状

1）糖尿病周围神经病变的特异性症状：糖尿病周围神经病变是糖尿病神经病变的最常见类型，其病变症状会由于

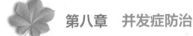

受损的神经不同而不同。当感觉神经病变时,主要症状为四肢末端麻木、刺痛、感觉异常,通常呈手套或袜子样分布,多从下肢开始,对称发生,延肢体的纵轴发展,夜间症状加剧。体格检查示足部皮肤色泽暗淡,汗毛稀少,皮温较低,痛温觉、振动觉减退或缺失,踝反射正常或仅轻度减弱,运动功能基本完好;运动神经受损时,则会出现运动障碍、肌无力、萎缩等。

2)糖尿病自主神经病变的症状:发生糖尿病自主神经病变的患者会出现心血管、消化、泌尿等系统功能紊乱。若早期积极治疗,这些病变是可逆的;若没及时治疗,进展到晚期,则症状非常顽固而且难治。患者可表现为便秘、腹泻、上腹饱胀、胃部不适、吞咽困难、呃逆、排尿障碍、尿潴留、尿失禁、尿路感染、性欲减退、阳痿、月经紊乱等。

3)糖尿病心脏神经功能紊乱的特点

★ 休息时心率增快:这种心率增快的表现常比较固定,不容易受各种条件反射的影响。休息时心率可达 90~130 次/分。

★ 无痛性心肌梗死:其发生率较高,可导致严重心律失常、心源性休克、心力衰竭,甚至猝死。因为其临床症状不典型,所以容易被误诊或漏诊。

★ 体位性低血压:患者由卧位改为站立时,收缩压下降约 30 毫米汞柱,舒张压下降约 20 毫米汞柱,这可能是由于血压调节反射弧中传出神经损伤所致。

(3)糖尿病神经病变的治疗:早期的糖尿病神经病变若得到合理的治疗是具有可逆性的。因此,糖尿病神经病变的治疗强调早期、综合治疗。

★ 早期严格控制血糖是治疗糖尿病神经病变的关键。

良好的血糖控制可以阻止包括神经病变在内的微血管并发症的进展。不仅如此,糖尿病神经病变与血糖控制关系较其他糖尿病并发症更为密切。

★ 使用药物进行神经修复,抗氧化应激,纠正神经代谢障碍,改善神经营养,改善神经微循环等。

★ 对于症状比较严重的患者,应增加对症治疗,以减轻患者疼痛、痉挛等不适及痛苦。

(4)糖尿病神经病变的预防:预防糖尿病神经病变的最佳措施为,良好地控制血糖、纠正血脂紊乱、控制高血压。除此之外,糖尿病患者还应注意:①被确诊糖尿病后,至少每年到医院做一次糖尿病神经病变的检查;②病程较长或合并有眼底病变、肾病等微血管并发症的患者,应每隔 3~6 个月复查;③罹患糖尿病神经病变的患者,应加强足部的护理,以降低足部溃疡的发生。

4. 糖尿病下肢血管病变

糖尿病下肢血管病变主要是指下肢动脉病变。这虽然不是糖尿病的特异性并发症,但与非糖尿病患者相比,糖尿病患者发生下肢动脉病变的风险明显增加,而且发病年龄更早、病情更严重、病变更广泛、远端的中小动脉病变更为严重、动脉的硬化更严重,因此预后更差、治疗更困难。

(1)糖尿病下肢血管病变的临床表现:下肢动脉病变表现为下肢动脉的狭窄或闭塞,常伴有冠状动脉疾病和脑血管疾病。其早期表现有间歇性跛行、静息痛、足背动脉搏动明显减弱或消失、足部苍白、足趾冰凉、皮肤温度低、与体位有关的皮肤呈暗红色等。

(2)糖尿病下肢血管病变的防治:糖尿病患者应该良好地控制血糖、血压,纠正血脂异常,应用阿司匹林治疗,戒烟和限制酒精摄入,以防止糖尿病下肢血管病变的发生、发展。

★ 间歇性跛行的患者应进行适当的锻炼:适当的锻炼可以调节下肢肌肉的有效血流分布,对于慢性下肢疼痛患者可提高无痛性步行距离。

★ 血管扩张剂、抗血小板药物和调脂药的使用:糖尿病合并下肢动脉病变的患者应长期口服阿司匹林,不能耐受阿司匹林的患者可换用其他抗血小板类药物,如氯吡格雷。血脂异常的患者需要服用调脂药,尤其是他汀类调脂药。

★ 成型术:在内科保守治疗无效时,为了挽救缺血肢体,可以选择血管腔内微创治疗。

★ 外科手术:若内科保守治疗无效和血管腔内微创治疗失败,为了挽救缺血肢体,可选择外科手术治疗。

★ 吸烟的患者必须戒烟。

5. 糖尿病足

糖尿病足是糖尿病最严重的和治疗费用最高的慢性并发症之一,严重者可导致截肢。糖尿病足往往发生于病程长、病情长期未得到控制的患者,其治疗困难,医疗花费巨大,预后差,造成沉重的社会负担和经济负担。糖尿病足的发生主要是神经病变、血管病变和感染引起的,这些因素共同作用可导致组织的溃疡和坏疽。

(1) 引起糖尿病足的危险因素

★ 病史:以往有过足溃疡或截肢的病史。

★ 神经病变:有神经病变的症状,如下肢的麻木、刺痛或疼痛,尤其是夜间的疼痛;周围感觉迟钝、严重减退,甚至感觉缺失的患者更易罹患足病。

★ 血管状态:间歇性跛行、静息痛、足背动脉搏动明显减弱或消失。

★ 皮肤：颜色呈暗红、发紫，温度明显降低，水肿，趾甲异常，胼胝，溃疡，皮肤干燥，足趾间皮肤糜烂。

★ 骨／关节：畸形（如鹰爪趾、槌头趾、骨性突起）、关节活动障碍。

★ 鞋／袜：不合适的鞋袜。

（2）糖尿病足的自我筛查：有糖尿病足危险因素的患者应每天自我检查双足，特别是足趾间。一旦发现问题，应及时找专科医生诊治。

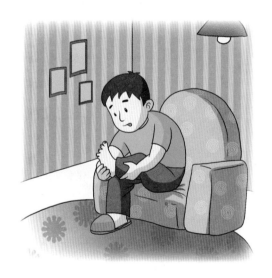

（3）糖尿病足的治疗：要根据溃疡的性质采取有针对性的治疗措施。

★ 神经性溃疡常见于反复受压的部位，常伴有感觉的缺失或异常，而局部供血是好的。对于神经性溃疡的治疗，主要是减压，特别是要注意患者的鞋袜是否合适。

★ 缺血性溃疡多见于足背外侧、足趾尖部或足跟部，局部感觉正常，但皮肤温度低、足背动脉和（或）胫后动脉搏动明显减弱或消失。对于缺血性溃疡的治疗,要重视解决下肢缺血问题。轻、中度缺血患者可进行内科治疗;病变严重的患者可接受介入或血管外科成形手术。

★ 对于合并感染的足溃疡,可以定期到医院去除感染和坏死的溃疡部分。

(4)糖尿病足的预防:糖尿病足治疗很困难,但预防却是非常有效的。预防糖尿病足病的关键在如下几点:

★ 应定期去医院检查,看是否存在糖尿病足病的潜在危险:对于有潜在危险的患者,应由糖尿病足病专业人员进行教育和管理。

★ 患者及家属共同学习关于糖尿病足的防护知识,有助于患者更好地预防糖尿病足病:每天检查双足,特别是足趾间,有时需要有经验的人来帮助检查;定期洗脚,用干布擦干,尤其是擦干足趾间;洗脚的水温要合适,应低于37摄氏度;不宜用热水袋、电热宝等物品直接保暖足部;避免赤足行走;避免自行修剪胼胝或用化学制剂来处理胼胝或趾甲等。

★ 穿着合适的鞋袜:穿着有足够空间,透气良好,鞋底较厚硬而鞋内较柔软,能够使足底压力分布更合理的鞋子;穿鞋前先检查鞋内有否异物或异常;不穿过紧、高过膝盖的袜子。

★ 努力改正可能引起糖尿病足病的习惯。

四、糖尿病心脑血管疾病相关知识

心脑血管疾病是一大类疾病的总称,由心血管疾病和脑血管疾病两部分组成。糖尿病患者由于血脂异常、高血压、动脉粥样硬化、血液黏稠度增高等并发症导致心脏、大脑及

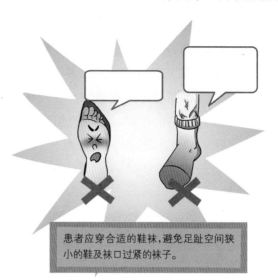

患者应穿合适的鞋袜,避免足趾空间狭小的鞋及袜口过紧的袜子。

全身组织受损,发生缺血性或出血性的症状,这便是糖尿病心脑血管疾病了。

1. 糖尿病患者易发生心脑血管疾病的原因

与非糖尿病人群相比,糖尿病患者发生心脑血管疾病的风险增加 2~4 倍,而且,在糖尿病患者医疗费用支出中,防治心脑血管疾病方面也占了很大比例。那么,糖尿病患者在这一环节"略胜一筹的优势"在哪里呢?

(1)高血糖:糖尿病患者最主要的特点就是血糖高。较高的血糖水平会对糖尿病患者的身体造成一系列的影响,这其中就包括使脑梗死面积扩大和加深脑水肿的程度。长期临床调查显示,良好的血糖控制可延缓血管病变的发生。

(2)胰岛素抵抗:胰岛素抵抗与血脂异常和动脉粥样硬化的发生密切相关。

(3)高血压:高血压是脑血管疾病非常重要的危险因素之一。糖尿病患者罹患高血压的风险高于普通人,因此,糖尿病患者较普通人也更易罹患心脑血管疾病。

（4）脂类代谢异常：糖尿病患者经常伴有血脂紊乱，而血脂异常也是引起心脑血管疾病非常重要的危险因素，因此在确诊糖尿病后，应定期检测血脂项目。若发现总胆固醇、甘油三酯、低密度脂蛋白胆固醇（LDL-C）值升高，高密度脂蛋白胆固醇（HDL-C）值降低，则需要注意预防血管硬化和血液黏稠度增高，若不注意防范，就会增加心脑血管疾病的发病风险。

（5）高凝状态：高血糖会增加血液的黏稠度，使血小板容易黏成一团，还会导致红细胞不正常，并且会损伤血管内皮细胞。这些不良的改变会影响血液流变学，从而促进血栓的形成。

（6）糖尿病合并冠心病的患者症状不明显：糖尿病合并冠心病的患者血管较狭窄，因此心绞痛发作时常没有症状，或仅表现为胃肠道症状，极容易误诊，以至于造成不良的后果。

2. 哪些糖尿病患者易患心脑血管疾病

虽然，与非糖尿病人群相比，糖尿病患者发生心脑血管疾病的风险很大，但也不是所有的糖尿病患者都会罹患心脑血管疾病。那么，哪些糖尿病患者容易患心脑血管疾病呢？

（1）年龄：合并心脑血管疾病的糖尿病患者年龄大多超过 40 岁。随着年龄的增长，人体各项功能下降，所以，更容易患得心脑血管疾病。

（2）性别：女性患者绝经后，雌激素分泌减少，体内的高密度脂蛋白胆固醇水平也会降低，容易发生动脉粥样硬化，从而引起心、脑及周围血管症状。

（3）血压：血压持续增高的糖尿病患者更易患冠心病。

（4）血脂异常：胆固醇增高、低密度脂蛋白胆固醇增高、高密度脂蛋白胆固醇降低是形成动脉粥样硬化最主要的原因。

（5）隐性血栓：体内出现隐性血栓的糖尿病患者发生心脑血管疾病和猝死的概率较高。

（6）吸烟：可引起红细胞中一氧化碳含量增高，降低血液的含氧量，并促使组织释放儿茶酚胺，从而引起血小板聚集，易导致血栓的形成。

（7）肥胖：既是糖尿病的重要诱因，又是糖尿病的重要危险因素。肥胖的糖尿病患者血压、血脂、血糖的控制较普通人而言更难，从而更容易患心脑血管疾病。

（8）遗传：有高血压、高脂血症、冠心病等疾病家族史的糖尿病患者更容易患心脑血管疾病。

（9）情绪：过于激动、大喜大悲都是心脑血管疾病的重要诱因；心情长期抑郁或性格过于刚烈的糖尿病患者易患心脑血管疾病。

（10）血糖不稳定：血糖控制不理想的糖尿病患者，血压、血脂往往也控制得不理想，所以，也易患心脑血管疾病。

（11）运动：缺乏运动的糖尿病患者，血脂异常和高血压的情况比较严重，血糖也常得不到良好的控制，所以，易患心脑血管疾病。

（12）饮酒：与普通患者相比，长期大量饮酒的糖尿病患者易患心脑血管疾病。

3. 糖尿病心脑血管疾病的症状

（1）胸痛、胸闷、胸部紧缩感，伴有大汗、恶心等症状。通常这是心绞痛和心肌梗死的表现。糖尿病患者由于神经病变（尤其是末梢神经病变）的影响，疼痛的感觉并不明显，临床上不会出现"刀割样"、"压榨样"疼痛，因此，需要谨慎对待。

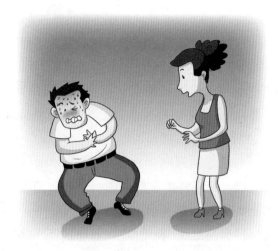

（2）头晕、头痛、肢体瘫痪，大多由高血压导致。

（3）呼吸困难。糖尿病患者若稍稍活动就感到气喘吁吁，夜间常被憋醒，一躺下就喘不上气，下肢水肿，腿上一按一个坑，通常是患了严重的心脏疾病导致的心力衰竭。

（4）心悸、心慌、自觉心跳很快或有心脏漏跳感，一阵一阵地发作，或者还有胸口发闷和全身无力等症状。正常人在运动时心率增快，休息时心率减慢。但有些糖尿病患者则不然，其表现为安静状态下心率增快，通常 >90 次 / 分，同时伴有心悸、心慌、胸闷、头晕等症状，这是由于长期糖毒性损害了神经功能的缘故。这些症状常提示心律失常。

（5）活动后出现下肢局部疼痛、麻木或肌肉无力感，肢体停止运动后症状缓解，重复相同强度的运动又出现症状，休息后又可缓解。这常提示下肢动脉由于粥样斑块形成引起管腔狭窄，此时常说明心脏、脑等重要器官血管有同样改变，须及时就诊。糖尿病患者由于末梢血管、神经受损常会出现以上症状，需要仔细鉴别，以防延误病情。

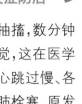

（6）突然意识不清，跌倒在地，可伴有四肢抽搐，数分钟或几十分钟后自行清醒，没有特别不舒服的感觉，这在医学上称为晕厥。许多心血管疾病可导致晕厥，如心跳过慢、各种心动过速、主动脉瓣膜狭窄、肥厚性心肌病、肺栓塞、原发性肺动脉高压、严重心肌梗死等，此时必须及时就医，否则有猝死的危险。糖尿病患者如发生晕厥，应及时监测血糖，排除低血糖的干扰。

4. 糖尿病心脑血管疾病的自我诊断

糖尿病患者心脑血管疾病的发生率较普通人要高出很多，所以，在确诊糖尿病后，应定期做相应的检测，以防患于未然。下列情况会增加心脑血管疾病的发病风险，存在这些情况的患者应该充分重视，随时进行自我判断。

（1）有心脑血管疾病现病史及既往史：疾病是一个发展的过程，明确疾病发展的程度对于控制病情非常有利。

（2）年龄 >35 周岁：糖尿病患者发生心脑血管疾病的年龄趋于年轻化，比普通人提前 5 年左右，因此在 35 岁后，要更加注意。

（3）体重指数≥24 千克 / 平方米：我国将体重指数（BMI）在 18.5~23.9 千克 / 平方米之间定为正常范围，若体重指数≥24 千克 / 平方米，则应列为危险因素，应该引起重视。

（4）吸烟：易导致血栓形成。

（5）血脂异常：易导致动脉粥样硬化。因此，在平时的检测中，若总胆固醇、甘油三酯、低密度脂蛋白胆固醇值升高，高密度脂蛋白胆固醇值降低，患者应该警惕发生心脑血管疾病的可能。

（6）肾损害：在平时的检测中若出现尿白蛋白排泄率增高等情况，患者应该注意。

（7）心电图异常：例如房颤可导致脑卒中的发生，因此，心电图检查出现异常的患者应特别警惕心脑血管疾病，及时就医。

5. 糖尿病心脑血管疾病的防治

对于糖尿病心脑血管疾病的防治，不能单纯控制血糖，而应该在控制血糖的基础上，实施生活方式干预、控制高血压、控制血脂异常、抗血小板治疗的综合防治策略。

（1）控制高血压：高血压是糖尿病的常见并发症或伴发病之一，其发病往往与糖尿病类型以及患者的年龄、是否肥胖、人种等因素有关。糖尿病与高血压的并存使血管病、卒中、肾病及视网膜病变的发生风险显著增加。若积极控制高血压，可明显降低糖尿病并发症的发生和发展的风险。

有异于非糖尿病患者，糖尿病患者血压值控制目标应<140/80 毫米汞柱，若为年轻且没有并发症的患者，在没有明显增加治疗负担的情况下可将收缩压控制在 <130 毫米汞柱。

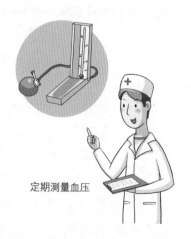

定期测量血压

生活方式的干预是控制高血压的重要手段，如合理饮食、规律运动、戒烟、限盐、控制体重、限制饮酒、心理平衡等。糖尿病患者血压 >120/80 毫米汞柱时应开始生活方式干预，以预防高血压的发生。当生活方式干预没有显著效果，血压值升高到≥140/80 毫米汞柱时，应该考虑开始降压治疗。当糖尿病患者收缩压≥160毫米汞柱时必须立即到正规医院就诊，开始降压治疗。

目前,降压药主要有血管紧张素转换酶抑制剂(ACEI)、血管紧张素Ⅱ受体拮抗剂(ARB)、钙拮抗剂、利尿剂、β受体阻滞剂5类,其中 ACEI 和 ARB 为首选治疗药物。为达到降压目标,医生通常会选择多种降压药物联合应用,联合用药时,多以 ACEI 或 ARB 作为基础药物。

(2)控制血脂异常:血脂是人体中不可或缺的一部分,但是,如果它不"守本分"了,不该多的多了,不该少的少了,就会引起麻烦,导致人体内环境紊乱,对人体造成伤害。2 型糖尿病患者常见的血脂异常是甘油三酯水平升高和高密度脂蛋白胆固醇(HDL-C)水平降低。

糖尿病患者保持健康的生活方式是维持健康的血脂水平和控制血脂紊乱的重要措施。除此之外,糖尿病患者每年应至少检查一次血脂,包括总胆固醇、低密度脂蛋白胆固醇(LDL-C)、甘油三酯和高密度脂蛋白胆固醇(HDL-C),如有异常,应及时到正规医院寻求医生帮助。

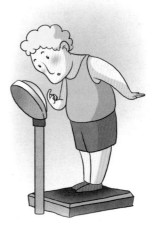

糖尿病患者应将降低 LDL-C 作为首要的目标:①有明确心血管疾病的糖尿病患者,LDL-C 控制目标为 <1.8 毫摩尔 / 升;②无心血管疾病,但年龄超过 40 岁并有一个或多个心血管疾病危险因素(早发性心血管疾病家族史、吸烟、高血压、血脂紊乱或蛋白尿)的糖尿病患者,LDL-C 控制目标为 <2.6 毫摩尔 / 升。以上患者应在生活方式干预的基础

上,使用他汀类调脂药进行治疗,他汀类调脂药不但可以降低 LDL-C,还能稳定血管壁上已形成的斑块,预防或减少斑块破裂,从而在一定程度上减少急性心肌梗死、中风、猝死等事件的发生。

目前,调脂药物除了应用最为广泛的他汀类药物外,还有贝特类药物、烟酸及其衍生物、胆酸螯合剂等。

（3）抗血小板治疗:糖尿病患者的高凝血状态是发生大血管病变的重要原因,所以,有心血管疾病风险的糖尿病患者服用一些抗血小板凝集的药物来降低心肌梗死、脑卒中等疾病的发生非常有必要。

目前应用最广泛的抗血小板凝集的药物为阿司匹林。有心血管疾病史的糖尿病患者应常规使用阿司匹林作为二级预防措施;有高危心血管风险的糖尿病患者,包括大部分 >50 岁的男性或 >60 岁的女性合并一项危险因素(心血管疾病家族史、高血压、吸烟、血脂紊乱或蛋白尿),在整体心血管风险评估的基础上应服用小剂量(75~150 毫克 / 天)阿司匹林作为一级预防;对于有中度风险,如有 1 个或多个心血管危险因素的中青年(男性 <50 岁或女性 <60 岁)糖尿病患者,或无危险因素、年龄较大(男性 >50 岁或女性 >60 岁)的患者,医生会根据患者自身情况,考虑给予阿司匹林进行一级预防。

阿司匹林虽然很好,但也不是适用于所有患者,如对阿司匹林过敏、有出血倾向、接受抗凝治疗、近期有胃肠道出血以及不能应用阿司匹林的活动性肝病患者不推荐使用阿司匹林。除此之外,由于 21 岁以下人群应用阿司匹林与发生 Reye 综合征风险增加有一定相关性,因此,也不推荐这类人群使用阿司匹林。

氯吡格雷已被证实可降低糖尿病患者心血管事件的发生率,因此,对于已有心血管疾病且对阿司匹林不耐受的糖尿病患者,医生会根据患者自身情况考虑给予氯吡格雷(75毫克/天)作为替代治疗。

本章小结

了解糖尿病相关并发症,识别糖尿病相关并发症,处理糖尿病相关并发症,预防糖尿病相关并发症,全面控制,远离糖尿病相关并发症,让糖尿病患者像健康人一样拥有健康快乐的生活。

笔记

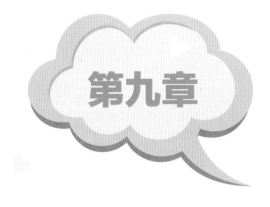

第九章

快乐生活

　　自从知道自己患有 2 型糖尿病，我就一直忧心忡忡，觉得那些快乐的生活都一去不复返了。自驾出游、朋友家人聚餐等一系列快乐生活好像要从生命里消失了一样，担心出门会有突发状况发生。为此我很是担忧，想快乐生活又不知道如何才能快乐的生活。我该怎么办呢？

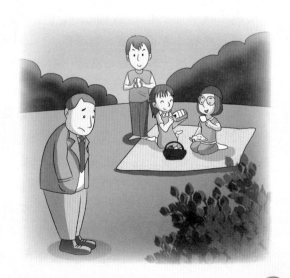

可能遇到的困难或问题

★ 如何识别生活中那些与糖尿病相关的危险症状？

★ 需要掌握哪些危险症状的预防知识？

★ 如何做到安全、快乐出游？

★ 怎样才能享受应酬的乐趣？

★ 驾驶时需要注意什么？

★ 关于性生活，需要注意什么？

应该掌握的知识和技巧

一、识别与糖尿病相关的危险症状

1. 低血糖的识别

糖尿病患者的血糖低于 3.9 毫摩尔 / 升时即为低血糖。低血糖是糖尿病患者在治疗的过程中不可避免的急性情况。如果睡前血糖水平低于 5.6 毫摩尔 / 升，表明夜间可能发生低血糖。夜间低血糖可能维持数小时而不惊醒患者，有可能导致猝死。

低血糖的常见症状和表现：强烈的饥饿感、冒冷汗、发抖、四肢无力、心跳加速、头晕、头疼、视物模糊、眩晕，严重低血糖者可能会出现昏迷。如果在睡眠中发生低血糖，患者可突然觉醒、皮肤潮湿多汗，也可能无症状。有的患者会发生无知觉性低血糖综合征，常见于老年患者或病史较长、伴有糖尿病神经病变者。由于反复低血糖发作，出现这些症状的血糖阈值下降，导致无知觉性低血糖发生，患者可无前驱症状而迅速进入昏迷状态。

2. 糖尿病急性并发症的识别

（1）糖尿病酮症酸中毒：是指糖尿病患者在多种诱因的作用下，胰岛素严重不足引起酮体生成过多，并伴有代谢性酸中毒，严重者可出现昏迷，甚至导致死亡。糖尿病酮症酸中毒是一种需要急诊治疗的并发症，常见于 1 型糖尿病患者，2 型糖尿病患者在一定诱因作用下也可发生。酮症酸中毒的典型表现见表 25。

表 25　酮症酸中毒的典型表现

系统	症状
消化系统	食欲减退、恶心、呕吐，有的患者表现为腹痛
呼吸系统	酸中毒特有的深大呼吸，呼气有烂苹果味
循环系统	血压下降、心率加快、四肢发冷
神经系统	头痛、嗜睡、烦躁、昏迷
其他	后期可因失水加重，出现尿少、眼球下陷、皮肤干燥

（2）糖尿病非酮症性高渗综合征：是糖尿病控制不良，血糖极度增高所导致的一种需要急诊治疗的急性并发症，常见于老年（一般 >60 岁）2 型糖尿病患者，也可见于其他糖尿病患者。

糖尿病非酮症性高渗综合征的症状：早期常表现为尿量增多，随后即表现为尿量减少、尿色加深；血糖大多高于 33.3 毫摩尔／升；黏膜干燥，尤其口腔干燥；极度口渴；皮肤发烫、无汗、干燥；体温超过 39 摄氏度；浑身乏力；视物模糊；头痛、头晕、烦躁、嗜睡，甚至出现昏迷。

当出现以上症状时，患者要警惕糖尿病非酮症性高渗综合征的发生，应及时去附近的医院诊治。

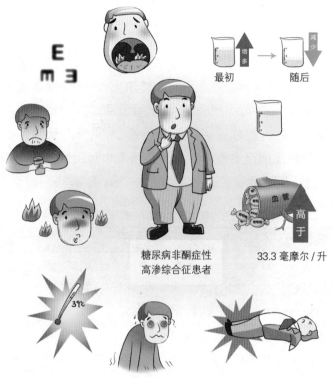

糖尿病非酮症性
高渗综合征患者

33.3 毫摩尔 / 升

（3）糖尿病乳酸性酸中毒：是一种需要急诊治疗的急性并发症，由于体内乳酸堆积过多所致。该并发症较少发生，但是死亡率高。

糖尿病乳酸酸中毒症状表现：不明原因的大口呼吸、缺氧，伴有紫绀；恶心、腹痛、偶有腹泻、血压低及脱水；面部潮红、体温低、神志恍惚、爱睡觉，甚至昏迷。

有应用双胍类药物史者（尤其是使用苯乙双胍者）当出现上述症状时，要警惕发生糖尿病乳酸性酸中毒的可能，要立即去医院就诊。

二、掌握预防危险症状的必备知识

糖尿病肾脏病变、糖尿病视网膜病变和失明、糖尿病神经病变、糖尿病下肢血管病变、糖尿病足等糖尿病慢性并发症的识别及危险症状的预防知识,请参见本书第八章。

三、如何安全、快乐地出游

健康的身体状况、理想的血糖水平、充分的准备工作、合理的旅行安排,是保证糖尿病患者安全、快乐出游的重要前提。糖尿病患者旅游时,原有的生活规律会被打乱,在旅途中随着环境、饮食、运动量的改变,病情发生变化的可能性大于平常。因此,为了确保糖尿病患者安全、快乐出游,在出门前必须要做充分的准备。

1. 出发前进行体检

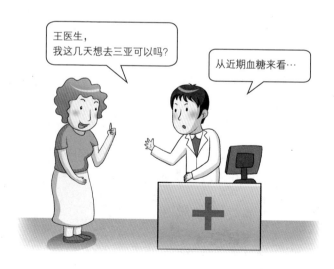

准备出游的糖尿病患者,首先应到医院做一次全面检查,让医生评估自己的血糖控制水平,血压、血脂是否正常,有没有严重糖尿病急、慢性并发症或慢性并发症的控制是否良好。如果病情不稳定,血糖持续偏高、波动比较大,则不适合出游。如果伴有感染、酮症或其他并发症,则应该继续治疗,也不能出游。

2. 携带物品

为了方便出游中发生意外情况时的救治,患者要携带自己的糖尿病病历、诊断证明和病情卡片。病情卡片上写清自己的基本资料和发生紧急情况时的联系人,并请医生写上经常使用的药物名称和剂量等,遇有病情变化时方便别人及时正确地提供帮助。

患者在旅行中不能中断治疗。在出发前应根据旅行的时间和平时的用药情况准备好 2 倍左右的药量,注射胰岛素的患者记得携带注射器、针头及相关物品。将药品等分装在不同的旅行袋中,随身携带,防止丢失或损坏等情况的发生。

要注意,胰岛素应放在随身小包内,不可放在贴身口袋内,以避免体温对胰岛素的影响。存放胰岛素的小包应该放在阴凉处,避免靠近发动机,以免温度过高损坏胰岛素。去温度较高的地方游玩时,最好用胰岛素的旅行包装袋,袋内可放冰水,以防止胰岛素的储存温度过高。如果需要乘坐飞机,需提前请医生开具携带胰岛素的证明。胰岛素应随身携带,并与其他手提行李分开,以便接受检查。注意,胰岛素不能托运,因为行李舱的温度很低,可能导致胰岛素变性。

另外,可以准备一些常用的止泻药、防暑药或感冒药。

3. 自我监测血糖

随身携带血糖仪、足够的血糖试纸或尿糖试纸,并且最好分装在两个不同的行李中。一个行李必须由患者自身携带,另一个可让家人或朋友携带。血糖检测的结果应记录在患者日记中,同时应详细记录饮食、用药和活动等情况,以利于调整旅行计划。

4. 起居规律,劳逸结合

旅行中会有环境、气候和生活条件的不断变化,运动量也往往超过平时。糖尿病患者应根据自身情况,安排好旅程和作息时间,尽可能使旅行生活接近日常的生活起居规律,**注意劳逸结合,避免体力超支**。随身携带足够的饮用水,及时补充水分,防止出现脱水的情况。

5. 提防低血糖

心慌、出汗、乏力、视物模糊往往预示可能发生低血糖,所以应注意随身携带糖果以防低血糖的发生,也可贮备其他预防低血糖的食物,如果汁、饼干、巧克力等。不能及时吃饭时要及时加餐,运动量稍大的活动要安排在饭后半小时,不可清晨空腹或睡前做运动量稍大的活动,以免发生低血糖。

6. 注意足部的保护

一定要穿轻便、舒适的鞋子,鞋底要防滑,不能太薄。携带足部乳液、趾甲剪、棉毛袜和一双替换的鞋。注意足的保护,不要光脚穿鞋,经常检查鞋子内部有无异物。皮肤损伤后及早就医,以免伤口扩大。

7. 其他准备

出游前,对目的地的信息要有一定的了解,比如途中或目的地的气候状况,沿途和目的地有没有可以获得医疗救助的资源。同时,还要注意气候的变化,避免造成水土不服引起身体不适,间接影响血糖水平。

四、怎样才能享受应酬的乐趣

逢年过节、洽谈公事或亲朋欢聚,总是免不了相应的应酬,这对于糖尿病患者来说是一项很头疼的事,不知不觉就饮食过量,而导致血糖升高。为了像普通人一样享受其中的乐趣,外出应酬的糖尿病患者应掌握以下注意事项。

★ 不吃含糖的菜肴,告知服务员做菜少放盐和油。

★ 点菜应以清蒸、煮、汆、凉拌等菜式为主。

★ 少吃或避免海鲜酱、茄汁、蚝油等。

★ 必要时备一碗清水,滤过食物上的油和盐再食用。

★ 注射胰岛素或服用口服降糖药的患者要注意用药和进餐时间的安排。

★ 外出应酬要随身携带糖尿病急救卡,防止发生意外。

★ 自身血糖控制不佳的患者不应外出应酬、饮酒。

★ 自身血糖控制良好的患者,也不建议饮酒,如果不得不饮酒,应注意控制饮酒的量。女性每天饮酒的酒精量不超过 15 克(15 克酒精相当于 450 毫升啤酒、150 毫升葡萄酒或 50 毫升低度白酒),男性不超过 25 克,每周不超过 2 次。

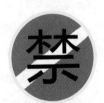

★ 晚间饮酒后要注意测量睡前及第二天的空腹血糖值,如果偏低则要进行加餐,防止发生低血糖。

★ 切忌空腹饮酒,以酒代饭,应酬饮酒前先进食适量的主食。

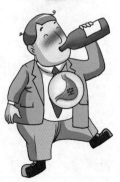

五、 怎样保证驾驶安全

糖尿病患者会因眼底病变、低血糖导致视物模糊不清，血糖不稳导致大脑反应迟钝，神经、血管的病变导致四肢反应不够协调等，这些会增加发生交通事故的风险。因此，需要驾驶汽车的糖尿病患者要注意以下几点：

1. 定期体检

为确保驾驶安全，糖尿病患者要定期检查身体。检查项目包括视力、眼底，神经感觉系统，血糖、血压、血脂。

2. 不宜驾驶的情况

有如下情况的患者应理智地放弃驾车：因视网膜病变或白内障而视力下降，并发肾功能不全、心肌梗死、脑中风、糖尿病足，血糖控制不稳，有急性并发症。

3. 安全驾车注意事项

驾驶前：保证没饮酒；血糖在正常范围；准备好含糖的食物或正餐；车上要准备移动电话和糖尿病急救卡，一旦

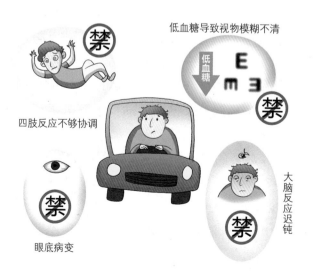

低血糖导致视物模糊不清

四肢反应不够协调

大脑反应迟钝

眼底病变

发生紧急情况立即向朋友、路人求助,就近送医。职业司机或长途驾驶的糖尿病患者要提前备好行车计划,按时进餐。

驾驶时:尽量避免开夜车;如有不适,应立即停车休息,切忌长时间驾驶和疲劳驾车;当出现心慌、冒冷汗、哆嗦、头晕等低血糖症状时,应立即路边停车,迅速进食,休息,症状缓解后再继续行驶。

六、关于性生活需要注意什么

尽管糖尿病及其慢性并发症可以严重影响患者的性生活,但糖尿病患者也是可以像普通人一样,拥有健康的性生活。因服药引起性欲低下或性交疼痛的糖尿病患者,应克服羞赧,学会向医生倾诉,以便寻求正确的解决办法,提高夫妻的生活质量,享受快乐性生活。

女性糖尿病患者可能面临的问题:阴道炎、阴道干燥、分泌物减少、性交疼痛、性欲下降等。高血糖也会增加阴道感染的机会。

男性糖尿病患者可能面临的问题:阳痿发生率高达50%以上,多见于病程长、血糖控制不理想的患者。对于男性患者,积极控制糖尿病是防治阳痿的根本措施,同时采取治疗糖尿病神经病变及微血管病变的有关措施也有重要作用。

使用胰岛素的患者要注意上述问题的发生。此外,性生活的运动量较大,应注意防止低血糖的发生。通常情况下,如果准备当天晚上行房事,应事先将当天应注射的胰岛素酌情减量;如已注射了胰岛素,可在行房事前适当吃些东西。

本章小结

　　糖尿病患者应当严格地进行自我管理，规律地进行自我血糖监测并且定期去医院检查，掌握好生活中有可能遇到的各种状况的相关知识与危急症状的应对技巧和方法。相信大家都能够像健康人一样去工作、学习、娱乐，都可以享受快乐的生活。

笔记

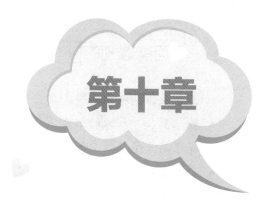

特殊情况

被诊断为2型糖尿病之后,我通过各种途径认识了一些病友,他们经常会与我交流一些2型糖尿病患者遇到的问题。例如,青少年2型糖尿病该如何处理? 老年2型糖尿病有哪些特殊注意事项? 围术期应该怎样自我管理? 另外,女性糖尿病患者面对的问题可能较多。

比如,健康的女子在怀孕期间被告知血糖升高了该怎么办? 糖尿病女子该如何孕育小生命? 我才意识到,原来自己在这方面的知识还存在空白,还有很多知识和技能需要掌握!

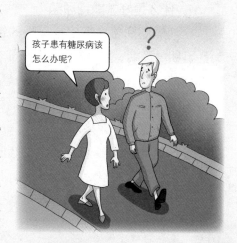

孩子患有糖尿病该怎么办呢?

可能遇到的困难或问题

★ 患了妊娠期糖尿病该怎么办？

★ 糖尿病合并妊娠的妇女该如何孕育健康小生命？

★ 糖尿病女子月经期间有哪些特殊的注意事项？

★ 青少年患有 2 型糖尿病该如何管理？

★ 老年 2 型糖尿病患者有哪些特殊注意事项？

★ 围术期糖尿病的管理应注意什么？

★ 如何防治感染？

★ 使用糖皮质激素应该注意什么？

★ 生病期间如何进行糖尿病管理？

应该掌握的知识和技巧

 一、患了妊娠期糖尿病该怎么办

1. 什么是妊娠期糖尿病

在妊娠期间首次发生或发现的糖耐量减低或糖尿病称为妊娠期糖尿病，这可能包括了一部分妊娠前已有糖耐量减低或糖尿病，在孕期首次被诊断的患者，而怀孕前已经患有糖尿病的患者不包括在内。有数据显示，每 6 个准妈妈中就有 1 个患妊娠期糖尿病。

是什么原因导致妊娠期糖尿病的发生呢？女性怀孕后身体会发生很大变化，体重会增加，胎盘产生的一些激素及细胞因子会阻止体内的胰岛素正常工作，尤其在孕 24 周后更明显。这些可能导致部分孕妇最终患上妊娠期糖尿病。

如何诊断妊娠期糖尿病呢？妊娠期糖尿病的诊断流程如下：

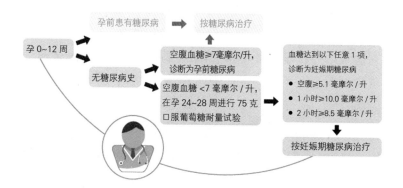

2. 妊娠期糖尿病对母婴的危害有哪些

妊娠期糖尿病大多只在妊娠的中晚期存在，尽管血糖升高不太多，发生时间较晚，仅历时数月，但同样会给母体及胎儿的健康带来影响。妊娠期糖尿病会导致母亲难产和母婴死亡率的增加，可能导致胎儿在宫内发育异常、新生儿畸形、巨大儿（增加母婴在分娩时发生合并症与创伤的危险），并使新生儿低血糖的发生风险增加。

有随访研究证明，大约 30% 的妊娠期糖尿病患者在生产后 5~10 年转变为真性糖尿病，最终发生糖尿病者则高达60%。

3. 哪些孕妇容易得糖尿病

以下女性容易患妊娠期糖尿病：肥胖妇女怀孕；高龄孕妇；有糖尿病家族史的孕妇；既往有巨大儿分娩或宫内死胎、不明原因新生儿死亡史的妇女；羊水过多或妊娠中毒症的孕妇；多产妇。

4. 怎样知道孕妇是否患有妊娠期糖尿病

有一些妊娠期糖尿病患者可能会有口干、多饮、食欲亢进等症状,但多数患者往往没有症状,大多数人是在妊娠常规体检过程中发现并被确诊的。鉴于此,我国孕妇常规孕期检查中会在孕妇怀孕第 24~28 周进行 75 克口服葡萄糖耐量试验(OGTT)测定血糖水平,以便尽早发现妊娠期糖尿病。

5. 妊娠期糖尿病孕妇妊娠过程中需要做哪些检查

(1)监测血糖:妊娠过程中血糖控制在理想水平极为重要,这样才能保证胎儿的正常生长和发育。有条件者每天测定空腹和餐后血糖 4~6 次,并注意监测尿酮体。每 2 个月监测一次糖化血红蛋白(HbA1c)。

(2)孕期常规检查:早期每个月门诊复查一次,中期每 3 周复查 1 次,晚期每 2 周复查 1 次,产前每周复查。

(3)眼底检查:没有视网膜病变或病情很轻者可在产前、中、后各查 1 次,有明确出血者每 3 个月查 1 次。

(4)胎儿 B 超:每 3 个月 1 次,若有特殊情况,听从医生安排。

6. 得了妊娠期糖尿病应该怎么办

(1)坚持饮食控制

1)控制总能量,建立合理的饮食结构。每天饮食量适当,满足母亲和胎儿必需的能量需要。妊娠早期(12 周前)所需的能量和非孕期接近;妊娠中晚期(12 周后)较孕早期增加能量 200 千卡 / 天,多胎妊娠则再增加 200 千卡 / 天。要注意全面均衡的膳食,包括非精制的碳水化合物及粗粮、蛋白质、脂肪、维生素和矿物质。妊娠期间的体重增长标准见表 26。

表 26　妊娠期间的体重增长标准

怀孕周数	根据孕前 BMI(千克 / 平方米)值推荐的体重增长幅度			
	<18.5	18.5~24.9	25.0~29.9	≥30.0
早孕期(孕12周前)	0.5~2.0千克	0.5~2.0千克	0.5~2.0千克	0.5~2.0千克
中晚孕期(孕12周后)	0.44~0.58千克 / 周	0.35~0.5千克 / 周	0.23~0.33千克 / 周	0.17~0.27千克 / 周
建议的增重总值	12.5~18.0千克	11.5~16.0千克	7.0~11.5千克	5.0~9.0千克

2）均衡营养,合理控制碳水化合物、蛋白质和脂肪的比例。

★ 碳水化合物:主要来自谷类及其产品、水果和蔬菜,进入身体后被分解成糖类,如葡萄糖,作为人体的主要能量来源。

★ 蛋白质:主要来自肉类(如禽、畜、鱼肉)、蛋类、奶类及豆类,是维持子宫、胎盘和胎儿正常发育的重要营养物质。

★ 脂肪:包括各种食用油、坚果等。烹饪油推荐用橄榄油、大豆油、玉米油;尽量减少摄入人造黄油、植物起酥油、巧克力、冰激凌。

3）少食多餐,有利于血糖的平稳控制和预防夜间低血糖。加餐和每餐的能量分配可以参考下面的示意图。加餐可以是一杯牛奶、一份水果或者几片饼干。

4）摄入高纤维食物,保证足够维生素和矿物质。

膳食纤维是碳水化合物中的一类非淀粉性多糖,有控制餐后血糖上升幅度、降低胆固醇、减少或改善便秘的作用,推荐每天摄入 25~30 克。

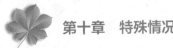

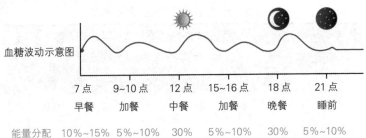

血糖波动示意图						
	7点	9~10点	12点	15~16点	18点	21点
	早餐	加餐	中餐	加餐	晚餐	睡前
能量分配	10%~15%	5%~10%	30%	5%~10%	30%	5%~10%

微量元素和矿物质来源有奶制品、肉蛋豆类食物及新鲜蔬菜。

5）注意饮食清淡，低脂少油，少盐，每天食盐的摄入不超过 6 克，避免精制糖和甜点的摄入。

（2）坚持规律的适合孕妇的运动：规律的运动可保持正常的血糖值，对母亲和胎儿都有帮助。开始运动前，需要向糖尿病专家及妇产科专家咨询，他们将细致分析病情及病史，帮助患者安排适合的运动方式。

妊娠糖尿患者宜选择比较舒缓、有节奏的运动项目，如散步、缓慢的游泳和太极拳等。运动前要有热身运动，结束时也应再做一些更轻微的运动，逐渐结束。一般的家务劳动和散步是十分安全和有效的运动方式。例如，散步可以从每天 10 分钟开始，逐渐延长至每天 30 分钟，可以很好地锻炼与分娩有关的肌肉群和心肺功能，为分娩做好准备。运动的频率是每周 3~4 次。走路时要抬头挺胸，注意摆臂，伸展胸廓，注意掌握速度，由慢到快效果好。千万不能进行剧烈的运动，如跑步、球类、俯卧撑、滑雪等。

运动的注意事项：

★ 运动疗法的禁忌证：1 型糖尿病合并妊娠、心脏病、视网膜病变、多胎妊娠、宫颈功能不全、先兆早产或流产、胎儿

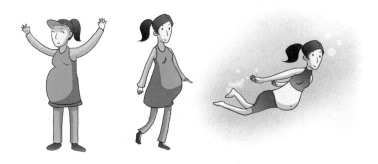

生长受限、前置胎盘、妊娠期高血压疾病等。

　★ 防止低血糖反应和延迟性低血糖：进食 30 分钟后再运动，每次运动时间控制在 30~40 分钟，运动后休息 30 分钟。血糖水平 <3.3 毫摩尔 / 升或 >13.9 毫摩尔 / 升时，需停止运动。运动时应随身携带饼干或糖果，有低血糖征兆时可及时食用。

　★ 运动期间出现以下情况应及时就医：腹痛、阴道流血或流水、憋气、头晕眼花、严重头痛、胸痛、肌无力等。

　★ 避免清晨空腹运动，避免在注射胰岛素之前进行运动。

　★ 运动时要注意避免运动受伤。选择安全的运动环境，准备舒适的运动服装，特别是鞋，这些事情虽然琐碎，但的确十分重要。

　（3）保证血糖和血压达标：目标值为：空腹、餐前或睡前血糖在 3.3~5.3 毫摩尔 / 升；餐后 1 小时血糖≤7.8 毫摩尔 / 升；餐后 2 小时血糖≤6.7 毫摩尔 / 升；HbA1c 尽可能控制在 6.0% 以下；血压在 130/80 毫米汞柱以下。

　（4）必要时采用药物治疗控制血糖：目前国内尚未批准任何口服降糖药用于妊娠期糖尿病。当通过饮食和运动不能控制血糖时，建议采取胰岛素治疗。

（5）分娩方式的选择：患有妊娠期糖尿病者如果无特殊情况可经阴道分娩，但如果合并其他高危因素，可考虑选择剖宫产。具体选择哪种分娩方式，应咨询医生，他们会给出很好的建议。

7. 分娩后如何管理糖尿病

使用胰岛素的妊娠期糖尿病患者多数在分娩后可停用胰岛素，但应继续监测血糖。分娩后血糖正常者应在产后 6 周进行 75 克 OGTT 测定血糖，重新评估糖代谢情况，并进行终身随访。

二、糖尿病合并妊娠的妇女该如何孕育健康小生命

1. 计划妊娠的糖尿病妇女妊娠前的准备

（1）糖尿病妇女在糖尿病未得到满意控制之前应采取避孕措施。

（2）在计划妊娠之前，应认真回顾如下病史：①糖尿病的病程；②急性并发症，包括感染史、酮症酸中毒和低血糖；③慢性并发症，包括大、小血管病变和神经系统病变；④详细的糖尿病治疗情况；⑤其他伴随疾病和治疗情况；⑥月经史、生育史、节育史；⑦家庭和工作单位的支持情况。

（3）由糖尿病医生和妇产科医生评估是否适合妊娠。

（4）如果计划妊娠，应在受孕前进行如下准备：

★ 全面检查：包括血压、心电图、眼底、肾功能、HbA1c。

★ 停用口服降糖药物，改用胰岛素控制血糖。

★ 严格控制血糖，加强血糖监测。餐前血糖控制在 3.9~6.5 毫摩尔 / 升，餐后血糖在 8.5 毫摩尔 / 升以下，HbA1c 控制在 7.0% 以下（用胰岛素治疗者），在避免低血糖的情况下尽量控制在 6.5% 以下。

★ 严格将血压控制在 130/80 毫米汞柱以下。停用血管紧张素转化酶抑制剂（ACEI）和血管紧张素Ⅱ受体拮抗剂（ARB），改为甲基多巴或钙拮抗剂。

★ 停用他汀类及贝特类调脂药物。

★ 加强糖尿病教育。

★ 戒烟。

2. 糖尿病合并妊娠的管理

血糖的平稳控制是糖尿病合并妊娠期间管理的最大难点。一般来讲，糖尿病患者合并妊娠时血糖水平波动较大，较难控制，大多数患者需要使用胰岛素。基础胰岛素联合餐前超短效或短效胰岛素是最符合生理要求的胰岛素治疗方案。医生会根据患者的病情制订适当的胰岛素治疗方案。

糖尿病合并妊娠妇女的饮食、运动、体重控制、血糖监测的原则与妊娠期糖尿病患者的原则相同，此处不再赘述。

三、女性糖尿病患者月经期间有哪些特殊的注意事项

女性糖尿病患者在月经期间由于体内激素水平变化，易心情烦躁、易怒，这些不良情绪是造成血糖不稳定的因素，会对病情造成一定的影响。那么，女性糖尿病患者在月经期间都有哪些注意事项呢？

1. 控制好血糖，经期适时调整胰岛素用量

女性患者的胰岛素方案与月经期的关系其实不大。患者只需在这个特殊的阶段像健康女性那样注意休息与饮食，保持心情舒畅，并及时检测血糖即可。多数患者在行经前几天通过少食多餐，不改变胰岛素的用量，血糖也可控制得较好。

如果女性糖尿病患者发现行经前几天血糖的波动较大，出现血糖升高，尿糖增多，要注意增加胰岛素的用量。在

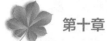

增加胰岛素剂量的同时,必须注意防止低血糖出现。行经后病情趋于稳定之后,胰岛素用量要恢复到行经前的剂量。

对于有痛经的女性糖尿病患者,由于痛经会引起肾上腺素分泌增多,导致血糖升高。对于这种情况,只需要注意适当增加胰岛素用量就可以,等过了这个时期,患者能够很快恢复正常。

如果女性患者还有其他更严重的不适症状,应在医生指导下进行药物用量的调整,切不可凭自我感觉对治疗方案进行调整。

2. 做好防护工作,防止发生感染

由于糖尿病患者本身免疫能力弱,易发生尿路感染、肺炎等,而这些感染会引起患者发热,使血糖升高。经期女性糖尿病患者若有发热,会导致血糖一直居高不下,这样又会加重感染,造成恶性循环,严重时可以引发其他严重的糖尿病并发症。

因此,女性糖尿病患者要对身体进行全面的保护。在月经之前女性患者就应该做好准备,控制好血糖,并且避免患上感冒等疾病,这些都可能会加重病情。

四、青少年患有 2 型糖尿病该如何管理

随着肥胖儿童的增多,青少年中 2 型糖尿病的发病率也有逐年增高的趋势。儿童及青少年 2 型糖尿病也表现为胰岛素抵抗和(或)胰岛素分泌不足,但和成人 2 型糖尿病不同,其胰岛素敏感性会随着患儿的生长发育而降低。

1. 临床表现

发病较隐匿,多见于肥胖儿童。患儿发病初期超重或肥胖,以后渐消瘦,不易发生酮症酸中毒,部分患儿伴有黑棘

皮病。患儿在诊断 2 型糖尿病的同时要注意是否存在慢性并发症，包括高血压、血脂异常、微量白蛋白尿、眼底病变等，以及睡眠呼吸障碍、肝脂肪变性等疾病。青春期少女还应注意是否合并多囊卵巢综合征。

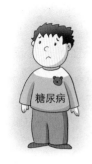

2. 治疗方案及原则

（1）健康教育：合理的生活方式对病情的控制尤为重要。不仅 2 型糖尿病患儿个体要接受健康和心理教育，患儿家庭成员更要注意学习糖尿病相关知识。

（2）饮食治疗：饮食控制以维持标准体重、纠正已发生的代谢紊乱和减轻胰岛 β 细胞的负担为原则。热量一般不超过 1200 千卡 / 天。同时进行饮食和生活方式干预。肥胖儿童的体重减低量因人而异。

（3）运动治疗：运动治疗在儿童青少年 2 型糖尿病的治疗上占有重要的地位，有利于减轻体重，增加胰岛素的敏感性、控制血糖和促进生长发育。运动方式和运动量的选择应该个体化，根据患儿的性别、年龄、体型、体力、运动习惯和爱好制订适当的运动方案。

（4）药物治疗：原则上可先用饮食和运动治疗，观察 2~3 个月，若血糖仍未达标，可使用口服降糖药或胰岛素治疗，以保证儿童的正常发育。由于儿童和青少年 2 型糖尿病与成人 2 型糖尿病的病理生理相似，有理由推测这些药物对儿童和青少年 2 型糖尿病有效。药物的选择及应用基本上与成年人相同。值得注意的是，这些口服降血糖药物的疗效和安全性都未在儿童中进行过全面的评估。

（5）注意进行自我血糖监测，监测频率根据病情而定。

（6）控制目标：保持正常生长发育，避免肥胖或超重，在避免低血糖的前提下，空腹血糖 <7.0 毫摩尔 / 升，HbA1c 尽可能控制在 7.0% 以下。

（7）定期随访，进行身高、体重、血压、血脂、血糖和 HbA1c 的检查，早期发现糖尿病慢性并发症。

五、老年 2 型糖尿病患者有哪些特殊注意事项

随着人口老龄化的不断加剧，老年 2 型糖尿病不得不引起关注。我国 2007—2008 年 2 型糖尿病患病率调查显示，老年人（≥60 岁）患病率为 20.4%。老年人是糖尿病防治的重点人群。老年糖尿病的治疗目的是减少大血管和微血管并发症，以提高生存质量和预期寿命。

1. 老年 2 型糖尿病的特点

（1）老年糖尿病患者各自的患病年龄、病程、身体状况、肝肾等重要脏器功能、并发症与合并症、合并用药情况、经济状况及医疗支持、对治疗的预期以及其预期生存期均不同。

（2）随着年龄的增长，老年糖尿病患者的听力、视力、认知能力、自我管理能力下降，运动耐力下降，应关注运动治疗的风险、重复用药或遗漏用药的可能。

（3）进入老年期之前诊断为糖尿病的患者大多病程较长，慢性并发症常见。新诊断的老年糖尿病多起病缓慢，无症状或症状不明显。很多老年糖尿病患者是在常规体检或因出现并发症、伴发病检查血糖或尿糖时发现患病的，诊断时一般已存在多种并发症，而且比较严重。因此，老年糖尿病一经诊断，应该进行全面而细致的并发症筛查。

（4）老年糖尿病急性并发症临床症状不典型，常同时与

其他疾病伴发,易误诊或漏诊。

(5)老年糖尿病患者对低血糖耐受性差,易出现无症状性低血糖及严重低血糖。反复发生低血糖会加重老年糖尿病患者的认知障碍,甚至诱发严重心脑血管事件。

(6)老年糖尿病患者可伴有多种代谢异常,部分患者同时罹患肿瘤或其他伴随疾病。

2. 老年 2 型糖尿病的并发症

(1)急性并发症:包括高血糖高渗状态、糖尿病酮症酸中毒和乳酸酸中毒。其急性并发症的病死率明显高于一般成年人。高血糖高渗状态多发于老年人,半数以上患者无糖尿病史。糖尿病酮症酸中毒的发生多有诱因,如感染、胰岛素治疗中断等。老年人因肝肾功能减退、心肺功能异常等易发生乳酸酸中毒,尤其是应用苯乙双胍者。

(2)慢性并发症:这是老年糖尿病防治的重点。老年糖尿病大血管病变以动脉粥样硬化为基本病理改变,具有病变广泛、严重、临床症状轻或缺如的特点。心、脑血管并发症是老年糖尿病致残、致死的主要原因。老年糖尿病肾病可能是多种危险因素共同作用的结果。血肌酐水平及尿微量白蛋白在部分患者不能确切反映肾脏情况。糖尿病视网膜病变随年龄增大而增加,多与糖尿病肾病共同存在。老年糖尿病神经系统损害的发生率均随年龄增加而增加,包括中枢神经系统形态和结构改变、认知功能减退、周围神经病变和自主神经病变。此外,老年糖尿病患者合并白内障、青光眼、耳聋、运动受限、跌倒或骨折的风险明显增加。

(3)低血糖:低血糖对于老年糖尿病患者的危害是巨大的,有时甚至是致命的。在老年患者中,这种致命的危害常无症状而直接导致功能损害,如跌倒、骨折以及逐渐恶化的认知功能等。反复发作低血糖,伴有其他并发症(如自主神经病变)或服用某些药物(如β受体阻滞剂)者易发生无症状低血糖,发生严重低血糖的风险增加。另外,认知功能的损害也可使患者无法自我判断低血糖的发生。选择低血糖风险低的降糖药物、简单的治疗方案,将有助于减少低血糖的发生,有利于患者依从性的提高。

3. 老年2型糖尿病的治疗

老年2型糖尿病患者常用口服降糖药,药物选择可参照本书第七章,但要兼顾患者年龄大的特点,在不出现低血糖的情况下,根据患者的特点制订个体化的控制目标,达到适度的血糖控制。

(1)根据个人情况制订个体化的血糖控制目标,HbA1c控制目标应适度放宽。

(2)生活方式干预依然是重要的治疗手段。有些血糖水平不太高的老年2型糖尿病患者通过生活方式干预可获得相对满意的血糖控制。制订生活方式干预方案时应注意并发症及伴发病、视力、听力、体力、运动耐力、平衡能力、是否有骨关节病变及心肺等器官功能情况。推荐个体化的方案。

(3)老年患者可能罹患多种疾病,会同时服用多种药物,药物间相互作用以及肝肾功能逐渐减退可能增加药物不良反应发生的风险。

(4)在进行降糖治疗时要注意血压、血脂、凝血机制等是否异常,根据异常情况做相关处理。

六、围术期糖尿病管理应注意什么

对于糖尿病患者来说,接受手术治疗无疑是一个非常严峻的挑战。25%~50%的糖尿病患者一生中可能会经历各种手术,尤其是中老年外科手术者中糖尿病患者占10%~15%。手术对机体的创伤、麻醉、焦虑、疼痛、低血压、高热、低温等因素,会使身体产生应激反应,导致血糖急剧升高。因此,糖尿病患者需要进行外科手术治疗时,对血糖控制应更加严格。

那么,对于需要手术的糖尿病患者,应该采取什么样的措施,将血糖控制在什么样水平上呢?

1. 手术前应该做什么

(1)择期手术:所谓的择期手术是指患者的病情不需要紧急进行手术治疗,或者不必在短时间内进行手术,可以由医生选择最适当的时间来做手术。

在手术前,患者要请医生对血糖控制以及可能影响手术预后的糖尿病并发症进行全面评估,包括心血管疾病、自主神经病变及肾病。空腹血糖水平应控制在7.8毫摩尔/升以下,餐后血糖控制在10.0毫摩尔/升以下。对于口服降糖药血糖控制不佳的患者,应及时调整为胰岛素治疗。平常用口服降糖药治疗的患者,在接受小手术的术前当晚及手术当天应停用口服降糖药,接受大、中手术则应在术前3天停用口服降糖药,改为胰岛素治疗。

(2)急诊手术:对于需要进行急诊手术的糖尿病患者,主要应对血糖水平进行评估,并且通过实验室检查来观察有无酸碱、水、电解质平衡紊乱。如果患者血糖过高,或者有酸碱、水、电解质平衡紊乱的情况,需要及时纠正,并使血糖控制在10.0毫摩尔/升以下。

2. 手术中怎样控制好血糖

(1)对于仅需单纯饮食治疗或小剂量口服降糖药,就能使血糖控制达标的患者,在接受小手术治疗时,术中不需要使用胰岛素。这里的小手术是指活组织检查、体表手术等，在 0.5~1 小时即可完成，只需进行局部麻醉，不需禁食的手术。

（2）对于需要接受大中型手术治疗的 2 型糖尿病患者，无论病情轻重，均需静脉应用胰岛素，并加强血糖监测。血糖控制的目标为 5.0~11.0 毫摩尔 / 升。在手术中，医生会以 100~125 毫升 / 小时的速度给患者输 5% 葡萄糖溶液，以防止低血糖。这里的大中型手术是指要持续 2 小时以上、影响进食和糖代谢的手术，例如胸、腹腔内手术、开颅手术、截肢、骨折内固定手术等。

3. 手术后的管理

（1）在大中型手术后，需要禁食的患者，在恢复正常饮食以前，仍需要经静脉输注胰岛素，恢复正常饮食后，可用胰岛素皮下注射。手术前不需要胰岛素治疗的患者，手术后不应马上停用胰岛素，要根据血糖测定值逐渐减量，并保证血糖达到标准，到每天所需胰岛素低于 20 单位、血糖水平控制仍好时，可恢复原来的口服药物和（或）饮食治疗。

（2）对于术后需要重症监护或机械通气的患者，如血浆葡萄糖 >10.0 毫摩尔 / 升，为了患者的安全，医生会通过持续静脉输注胰岛素将血糖控制在 7.8~10.0 毫摩尔 / 升。

（3）中、小手术后，一般情况下，血糖控制目标为空腹血糖 <7.8 毫摩尔 / 升，随机血糖 <10.0 毫摩尔 / 升。对于既往血糖控制良好的患者，医生会考虑更严格的血糖控制，当然也要注意防止低血糖的发生。

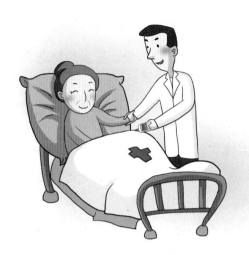

七、 如何防治感染

糖尿病患者容易发生感染的原因与血糖控制情况有关,血糖越高,感染率越高;并发症越多、越重,感染率越高。所以,糖尿病患者要预防感染的发生。

糖尿病患者常见感染类型有泌尿系感染、肺炎、结核病、胆道感染、皮肤及软组织感染、外耳炎和口腔感染。引起感染的常见致病菌有大肠杆菌、克雷伯杆菌(泌尿系统感染)、葡萄球菌、链球菌及革兰阴性菌等,毛霉菌病及曲霉病等呼吸道真菌感染亦多见于糖尿病患者。

预防:良好的血糖控制,加强自身卫生及必要的免疫接种在一定程度上可有效预防严重感染的发生。

治疗:严格控制血糖为首要措施,胰岛素治疗为首选;进行有效的抗感染治疗,并根据药物敏感试验结果及时调整抗生素的种类;必要时行外科手术治疗。

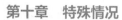

八、 使用糖皮质激素应该注意什么

糖皮质激素长期应用或只是一次应用都有可能引起或者加重糖尿病的病情。当停用后,患者通常会恢复至用药前的状态。但如果用药时间过长,则可能会导致永久性的血糖增高。

未患糖尿病人群使用大剂量的糖皮质激素治疗时,应该监测血糖至少48小时,根据血糖情况及时使用胰岛素等药物控制血糖。

糖尿病患者在使用糖皮质激素的过程中,应该严密监测血糖(包括空腹血糖和餐后血糖)和糖化血红蛋白(HbA1c)水平。在使用糖皮质激素的同时,要注意加强降糖治疗,胰岛素常作为首选药。

九、 患其他疾病期间如何进行糖尿病管理

糖尿病患者在日常生活中,也难免会出现感冒、发热、胃肠炎或其他疾病。生病时,机体对食物的摄取、消化、吸收能力减弱,但又需要额外的能量来对抗疾病,热能和水分的需求量增加,机体就会动用体内储存的能量。所以,即使患者只是进食少量食物或不进食,血糖也可能升高。另外,机体为了抵抗疾病,会分泌一些激素,也可使血糖升高。生病期间饮食和运动规律被打乱,也会使血糖发生较大的波动。所以,糖尿病患者在生病初期血糖水平是升高的,这时候要加强血糖的监测,及时去医院就诊,在医生的指导下进行治疗。

糖尿病患者患其他疾病时的护理原则:

(1)坚持注射胰岛素或服用口服降糖药,不能随意停

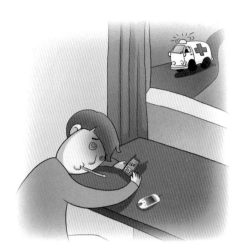

药。如果出现严重的呕吐、腹泻、不能进食,应该及时与医生联系,根据血糖水平调整药物的用量。

（2）增加血糖、尿糖的检测次数。每隔 3~4 小时监测一次血糖。如果血糖水平过高,或者是孕妇,监测就要更勤一些。血糖高于 13.3 毫摩尔／升时,应检测尿酮体。

（3）供给充足的水分,保证水和电解质摄入。若无特殊禁忌,至少每小时补水 100~200 毫升,每天饮水量不少于 2000 毫升。血糖持续 >16.7 毫摩尔／升或 <5.6 毫摩尔／升或有严重脱水症状时,需马上到医院诊治。

（4）保证进食量以提供人体日常所需的能量,以清淡、易消化食物为主。食欲不振者可以少食多餐,以易消化的食物为主,如粥、牛奶、面条、面包等,要避免高脂肪以及容易引起腹泻的食物。

（5）备好家庭药箱,包括体温表、日常用药和一些急救药。这些药应能用于糖尿病患者,并经常检查是否在保质期内,以备急用。

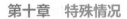

（6）糖尿病患者出现腹泻时,应注意水分和电解质的补充,不可随意停止注射胰岛素或停止口服降糖药。有严重腹泻、不能进食、神志不清、口干、尿少、皮肤黏膜干燥等脱水的症状和体征者,应立即去附近的医院就医。

本章小结

糖尿病患者们掌握好应对特殊情况的知识与技巧,在帮助自己的同时,也能够为身边的病友提供良好的建议。相信大家都能够像健康人一样享受快乐的生活。

后 记

　　《2型糖尿病患者自我管理一本通》作为北京糖尿病防治协会糖尿病教育丛书的首部著作，终于和读者见面了，这一时刻的到来让我期盼许久。虽然市面上有很多糖尿病健康教育的科普书籍，但本书的特点是内容来自患者本身的需求和疑虑，强调运用自身强大的武器进行自我管理、综合管理，从糖友自身可能经常遇到的困难出发，针对每个困难详细阐述相关知识。我相信，阅读了本书的读者，一定会全面提高糖尿病自我管理技能。

　　在本书写作接近尾声时，我曾想到将北京糖尿病防治协会诸多糖友们的亲身经历写成故事加以呈现，随后由专家给予点评。但由于后期时间较仓促，书籍出版在即，未能实现，这也是美中不足的一桩憾事。不过，北京糖尿病防治协会还将继续出版系列教育丛书，我们会将患者的故事一一呈现在其他书籍中。

　　本书虽然经过多位专家编委的轮流审阅和校对，但难免会有疏漏。在此，我们恳请每一位读者相助，一旦发现错误，尽快告知，以便我们及时更正，力争做到精益求精。

　　在编写本书的一年半时间里，北京糖尿病防治协会的

后　记

各位专家编委在结束了一天紧张、忙碌的工作后,利用一个又一个夜晚,牺牲了节假日的时间,编撰此书,让我深受感动。

更为可贵的是,北京糖尿病防治协会倡导的"8760h 健康行动"汇集了北京 5000 名糖友参与各项活动,为本书的诞生提供了绝佳的素材与论点。在此,我再次向各位编委和协助本书编写的同事、企业和个人,特别是所有糖尿病病友表示衷心的感谢。

陈　伟

2015 年 5 月于北京

笔记

笔记